その人らしく、輝く、人生の履歴を、創る

重症心身障害児者の新たな療育活動を求めて

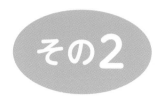

その2

編著 **飯野 順子**（秋津療育園　前理事長）
布施谷 咲子（秋津療育園　療育部長）

巻頭のことば

　療育とは「障害のある子どもに対し、身体的・精神的機能の適正な発達を促し、日常生活及び社会生活を円滑に営めるようにするために行う、それぞれの障害の特性に応じた福祉的、心理的、教育的及び医療的な援助」と考えられます。

　重度の知的障害と脳性麻痺などによる肢体不自由を併せ持つ重症心身障害児に対しては意思表示の困難さに配慮して、小さなサインを読み取ることが大切です。また、てんかんや呼吸障害を合併している場合には心身の健康状態等を十分に考慮し、活動と休息のバランスを取りながら支援を行っていくことが重要です。強い筋緊張を呈する場合には、緊張を緩和する環境づくりや、遊び、姿勢管理により精神状態の安定化を図ることが不可欠です。つまり、それぞれの障害の特性に配慮したきめ細かな支援を行うことが肝心です。

　しかし、近年は重症心身障害児入所施設での児童数は減少し、18歳未満の入所者は10%、で18歳以上が90%を占めています。重症心身障害者では長期に亘る活動性の低下により、関節拘縮や骨萎縮が進行して骨折しやすく、また咀嚼・嚥下機能の低下により誤嚥性肺炎が頻繁に発生します。また、癌をはじめとする生活習慣病の増加も新たな問題となってきました。「健康」を守りながら、「運動・感覚」、「認知・行動」、「言語・コミュニケーション」、「人間関係・社会性」の各領域の能力を可能な限り育成し維持するためには、多様な日中活動を効果的に取り入れた療育を継続して行っていくことが益々重要になってきています。

　秋津療育園は医療型重症心身障害入所施設です。重症心身障害児・者（以下、重症児者）の療育を始めて既に65年が経過しました。この間には重症児者を取り巻く環境も大きく変化して参りました。入所している重症児者の高齢化は元より、体調管理も複雑化、重度化してきました。また、重症児者の父母、兄弟・姉妹は高齢化し、介護にあたる施設職員の高齢化も新たな問題となってきています。

　これらの問題に対処し、重症心身障害のある個人が最大限の可能性を発揮し尊厳を保って豊かな生活を送るためには、医療・介護体制のより一層の充実やロボット技術を含む施設環境の整備に努め、ICTなどの最新技術を積極的に取り入れて生活を効果的にサポートし、個々の能力に合わせた実りある療育を達成することが強く求められています。また、命の重みを胸に刻み、バリアフリー、安全な環境づくりに取り組み、可能な限りの重症児者の社会参加・包括化を推進し、障害に対する理解と受容を推し進めて共に暮らすことが当たり前な社会を実現することは基本的な命題です。

　本書は秋津療育園においてこれまでに蓄積された療育の知見・経験や生活支援の実際について歴史を踏まえて紹介しています。日々の療育の参考にして頂ければ望外の喜びとするところです。

　未来のために、重い障害のある人のために！

秋津療育園理事長　大石　勉

もくじ

VI章　医療的ケアは、今

VII章　秋津療育園のこれまで果たしてきた役割・今・これから〜

あとがき
編著者・執筆者一覧

I章

はじめに

その人らしく、輝く、人生の履歴を創るために、日中活動の質的充実とは

秋津療育園前理事長　**飯野　順子**

1　その人らしく輝く人生とは…

　私は、現在、特別支援学校の授業をみて、指導助言をしています。また、「授業づくり」について講演をすることもあります。講演では、必ず図1のスライドから始めます。そこで強調していることは、学校時代の12年間は、その人の人生の履歴の中で、最も輝きのある時であること、授業は、その輝きを創る舞台とすること、ライフステージに応じた生涯学習の視点で考えることです。子どもの「今」が「未来」へつながるよう、教師が意識して授業を展開し、授業に「時」を刻むことが重要と言っています。

　秋津療育園での体験は、とても印象深く、考えさせられることが多々あります。とても重要なことを教えられていると思っています。

　図2は、人としての尊厳ある生活を一歩一歩積み重ねていく際のステップを示しています。秋津療育園のような入所施設においても、その機能は、同様です。

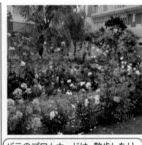

図1　スライド

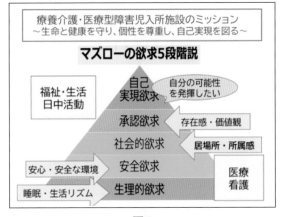

図2

　医療（看護）をベースにして、生命が守られ、安心・安全な環境で、健康で健全な時を過ごすことができています。安定した居場所の下で、所属感が得られ、その人らしさ（個性）が育まれています。更に、ウェルビーイング（福祉）の理念の下で、それぞれの可能性を発揮できるような機能を有しています。その機能を生かして、自己実現をどのように図るか、日中の活動の質的充実が問われています。

2　療育活動とは…

　ある病棟に行った際に、アロマセラピーの施術の場面に出会いました。アロマセラピーでの、

ふくよかな香りとソフト・タッチの優しい手。それは、言葉にならない言葉で、ていねいに、ゆっくりと、思いや願いを伝え合っているようでした。そして、この上なく豊かで、至福の時と、思いました。その腕を磨きつつ、専門性を高め、ケアに集中している介護者の姿に、療育の原点を見る思いでした。療育という視点が明確になっている活動は、すばらしい！です。

それでは、療育とは、何かです。本園療育部の理念には、「私たちは、細やかな目と優しい手で、重症児・者の命を守り、安全・安心・安寧な生活が送れるよう、チーム療育に努めます」とあります。

療育とは「医療＝看護の目」で支えること、プラス「保育・教育＝キャリア発達の目」で支えることであり、その融合した活動と考えています。「発達とは、生涯にわたる変化の過程であり、人が環境に適応する能力を獲得していく過程である。その中で、キャリア発達とは、自己の知的、身体的、情緒的、社会的な特徴を一人一人の生き方として統合していく過程である」と言われています。（渡辺三枝子『キャリア教育推進の手引き』）私はキャリアを、「存在」「人生」と解釈しています。

3 日中活動の質的充実のために
その1　キャリア発達の視点

特別支援学校では、「キャリア教育の推進」が課題となっています。キャリアとは、職業につくという意味で使われていることが多いのですが、その中で意思の表出が困難などの障害が重度の児童生徒にとってのキャリア教育が検討されてきました。実践研究の結果を次のように示しています。一つ一つの項目は、人生の履歴を創る上で、日中活動を展開し、質的充実を図る上で重要なポイントですので、参照してください。

「キャリア教育留意点7つのポイント、今対話でつなぐ願いと学び」（一部改変）
① 本人の困難性に目を向けて「できない」と捉えるのではなく、本人のもつ「よさ」や「可能性」に目を向ける。（得意分野の把握）
② 「ありたい」「なりたい」という本人の「思い」や「願い」の理解に努める。
③ 「思い」や「願い」を踏まえて、「できる」ことを生かした学びを追求する。
④ 「学び」における人・こと・ものとの関わりを工夫する。
⑤ 本人のより良い学びのために様々な他者との連携・協働する。
⑥ 本人が物事に向き合い、持つ力を発揮する姿について、内面を含めて捉えるようにする。
⑦ 本人のいまの学びと将来をつなぐために、「対話」に努め、取り組みの過程を意味付け、価値付ける。

『キャリア発達支援研究8』菊地一文

4 日中活動の質的充実のために
その2 ウェルビーイングの精神で

　ウェルビーイングとは、「個人の権利や自己実現が保障され、身体的、精神的、社会的に良好な状態にあること」（厚生労働省）と言われています。WHO憲章（1946年）に掲げられ、以来、福祉の世界では、根付いていると思われる理念ですが、「SDGs（Sustainable Development Goals）」の「目標3　すべての人に健康と福祉を（Good health and well-being）」に掲げられたこともあり、近年各分野で、再提唱されています。

　その実現に向けて、「ポジティブ心理学」（セリグマン）のウェルビーイングを構成する5つの要素を参照してみます。それは、「ポジティブな感情」「何かへの没頭・集中」「良好な人間関係」「人生の意味や目的」「達成感」です。更に、「ポジティブな感情」については、「希望、興味。喜び、愛、思いやり、プライド、感謝の気持ち」と意味づけています。この構成要素を読むと、私たちは、入所者のウェルビーイングに添った日常を作り上げていると思いますが、改めて再点検してみてはと思っています。

5 日中活動の質的充実のために
その3 本人を主語に

　日中活動の質的充実のためには、「本人が主語」の支援をすることです。例えば、「看護師又は介護職員が、Aさんを起こす」と「Aさんが、起きる」との間には、「受動的」と「主体的」のように大きな違いがあります。Aさんは、表出や動作が困難であっても、声かけによっては、「起きなければ…動かなければ…」等々心が動きます。「介助しやすい姿勢をとろう」とイメージが高まります。Aさんなりの意思決定を尊重する姿勢で、働きかけをすることです。

　本人主体の働きかけに当たっては、次のことに留意することが大切です。

① 　本人が、分かる活動があり、自ら動こうとする意欲がみられる。
② 　本人の自己選択・自己決定を尊重し、活動の結果を自己確認できるようにする。
　 （本人が考え、決める）
③ 　自分が動けば、周囲の人や物に変化が生じるという「意味の体験」が得られる応答的環境を設定している。
④ 　活動は、本人が何を経験しているかを分かるように、シンプルでスリムな内容とする。
　　・シンプル（子どもが分かるシンプルなことば）
　　・スリム（活動内容を絞り、刺激を整理）

・ストレート（子どもの心に届き、伝わるように明確な姿勢）

・スモールステップで…

⑤　本人が主語＝本人主体の立場に立って理解し、本人を主人公にした「本人の物語」を創るという立ち位置で日常を創れるようにする。

6 日中活動の質的充実のために
その4　日中活動を、生涯学習の視点での取組へ

「目指す社会像として、障害者が、健康で生きがいのある生活を追求することができ、自らの個性や得意分野を生かして参加できる社会であること」とは、生涯学習の推進の宣言です。これは、「障害者の生涯学習の推進方策について〜誰もが、障害の有無にかかわらず共に学び、生きる共生社会を目指して（平成31年3月）」「学校卒業後における障害者の学びの推進に関する有識者会議（文部科学省　総合教育政策局）」の報告書の一部です。

このように、生涯学習が推進されるようになってきました。今後は、生涯学習の視点が尊重される動きになることと思います。

私は、在宅の障害の重い方への訪問による学習支援「訪問カレッジ」を、運営しています。その趣旨は、「生きることは学ぶこと、学ぶことは生きる喜び、生涯にわたって、学び続けたい」という声にならない声に応えた取組です。学びは、人間にとって根源的なものです。誰もが、「学び」を希求しています。それは、存在を懸けた叫びです。「訪問カレッジ」は、「余暇活動」ではなく、「キャリア発達形成」の場です。かけがえのない人生のかけがえのない「時」を、学びたいことを学ぶ「時」とすることがモットーです。この学びへの希求は、いつでも、どこにいても、誰にでも、です。入所施設の方にとっても、同じ願いをもっています。生活の場と学びの場を棲み分けて、たとえ、月1回であっても、生涯学習のプログラムを、カレンダーに印をつけて、設定することが大切です。以下は、その際、留意したいことです。

このようなご提案をしますと、よく言われることは、学校のように人手がないということです。人手ではなく、計画性が課題だと思っています。全てを完璧にするのではなく、活動を積み重ねることによって、積み上げていくことです。支援者の姿勢が、まずは、大切と思ってください。

生涯学習プログラムの作成に当たって留意することは次を参照して下さい。

【生涯学習プログラムの作成に当たって留意すること】

① その学びは、その人らしさを育むものであること

② 本人主体の取組とすること

③ 学びは、本人のペースで進めること

④ 学校で学んだこととの継続性・発展性があること

⑤ 学ぶ喜びや楽しさが体感できること

⑥ 本人の好みや好きなことを尊重すること

⑦ その人の願いや夢が実現できること

⑧ ライフステージに応じた内容であること

⑨ 学びの履歴が明確になっていること～終了証・評価表があること

II章

療育活動を進めるにあたって
必要な知識

スヌーズレンの理論と実際

東洋大学　嶺 也守寛

1 はじめに

　私が社会福祉法人天童会秋津療育園と関わることになったのは、2019年9月22日にさいたま市のソニックシティビルで開催された一般財団法人 日本小児在宅医療支援研究会が主催する第9回日本小児在宅医療支援研究会に一般演題で登壇して研究発表を行い、機関車スヌーズレンの展示をした際に、当時、秋津療育園・地域支援事業準備室の渡会博子氏と名刺交換したことが始まりでした。私の研究発表のテーマは、医療型障害児入所施設・カルガモの家におけるベッドサイドでのスヌーズレン展開事例　移動式スヌーズレン器材（機関車スヌーズレン・消防車スヌーズレン）の活用でした。移動式スヌーズレン器材のコンセプトは、小児病棟で長期入院している子供達やスヌーズレンルームがあったとしても、そこまで行けない重症児のためにスヌーズレンがお部屋までやってくるイメージで開発しました。従来の海外製品の移動式スヌーズレンは、単なる収納棚にスヌーズレン器材を搭載するものでしたが、開発した移動式スヌーズレンは、子供達が大好きな乗り物の1つで機関車を外装のデザインとして採用しました。秋津療育園は自宅より近いことと ISNA 日本スヌーズレン総合研究所の研修会に職員の方が多数出席していることから、スヌーズレンに対する意識が高いと感じ、今後の研究活動を考慮して研究会終了後に渡会氏にコンタクトを取り、見学の申し出を行いました。見学する中で施設内のスヌーズレンルームの状況や職員からスヌーズレンの実践状況をお聞きする中で、移動式スヌーズレン器材のうち機関車スヌーズレンを2019年11月20日から2ヶ月間程度お貸しすることになりました。丁度、文化祭の期間中でしたので、利用者の皆さんもとても楽しんで頂いた様でした。こうしたやり取りの中で、秋津療育園の新規

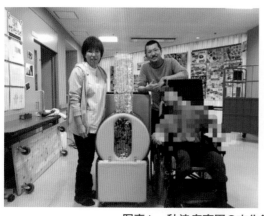
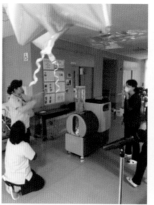
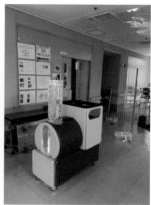

写真1　秋津療育園の文化祭での機関車スヌーズレンの貸し出し

事業として、未就学児を対象とした複合施設（SLP センターアーク）の建設計画のご連絡を頂き、その中のスヌーズレンルームのご相談を受けることになり現在に至ることになりました。この話の続きは再度後半に致します。

2　スヌーズレンの基礎理論

（1）スヌーズレンの始まり

　スヌーズレンとは、1970 年代半ばにオランダの重度知的障害者の施設であるハルテンベルグセンターで、ヤン・フルヘッセ氏（Jan Hulsegge）とアド・フェアフール氏（Ad Verheul）が中心となって実践したレクリエーション活動が始まりとされています。その背景には、当時の重度知的障害者への対応は、白衣を着た看護師から医療的ケアを受けるのみで、全く刺激も楽しみもなく 1 日中ベッドで過ごす生活の毎日でした。こうした状況を改善すべくヤンとアドの 2 人は、「アクティビティテント」と称して農業小屋を仕切り、各コーナーに感覚を刺激するアイテムを置いて、好きなコーナーで遊ぶレクリエーション活動を行ったことがスヌーズレンの始まりと言われています。このレクリエーション活動では、保護者と共に活動することで人とのコミュニケーションを深めることが重要視されています。

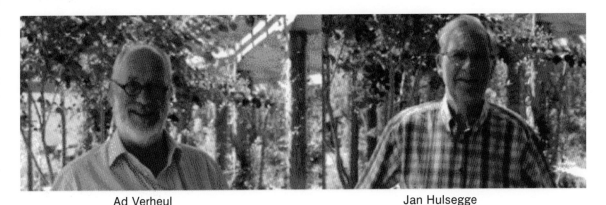

Ad Verheul　　　　　　　　　　　Jan Hulsegge

引用元：International Snoezelen Association Multi Sensory Environment

　この「アクティビティテント」のイベントの成功が、保護者からの口コミで世界へと広がると共に、世界の研究者もスヌーズレンの効果について研究する様になりました。特に、アメリカやオーストラリアなどでは、スヌーズレンを多重感覚環境（MSE：Multi-Sensory Environment）と呼び、アド・フェアフール氏が理事として在籍しているスヌーズレンの国際団体では、団体名を ISNA-MSE としてスヌーズレンと多重感覚環境を同義語としています。

（2）スヌーズレンの環境とは

　スヌーズレンの語源は、「クンクン匂いを嗅ぐと言う意味の Snuffelen（スヌッフェレン）」

と「ウトウト居眠りをすると言う意味の Doezelen（ドウズレン）」の2つのオランダ語を合わせた造語とされていますが、周りの環境を探索しながらも、リラックスしながら微睡む様を表している言葉になります。また、スヌーズレンは、「特別にデザインされた環境の中で、コントロールされた多重感覚の刺激を通して幸福感を得る空間」[1] とされています。この多重感覚とは、私達に備わっている視覚・聴覚・触覚・嗅覚・味覚などの五感に対してリラクゼーションに導く穏やかな刺激を与える環境が必要になります。また、ハンモックに揺れる、ボールプールに身を沈める、ヨギボーやビーズクッションに身を委ねる、温水に身を浮かべるなどの前庭感覚や固有感覚などへの刺激もリラクゼーションに導く刺激になります。

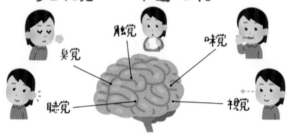

図1　五感へのリラクゼーションに導く穏やかな刺激

　では、どの様にしてスヌーズレンルームを作れば良いのでしょうか？ここでは4つの事例を紹介致します。

① 　既にあるお部屋でスヌーズレンルームを作る

　多くの場合がこれに該当するかと思いますが、スヌーズレンルームとして利用が可能なお部屋がある場合、スヌーズレン器材を整備して、スヌーズレンルームとして使います。場合

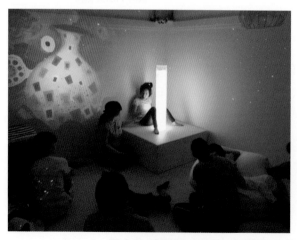
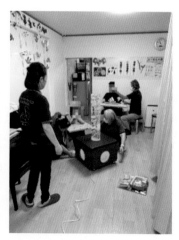

写真2　特別支援学校・放課後等デイサービスの事例

によっては、療育と兼用のお部屋とするために、移動できるスヌーズレン器材を整備する必要があります。

② お部屋の中にスヌーズレンの建物を作る

　この場合は、貸テナント内にスヌーズレン用のゲルの建物を設置した事例です。但し、建築基準法により建物内に固定した建物を設置することができないので、移動できる様に車輪を付ける必要があります。このスヌーズレンルームは、従来の概念であるホワイトルームではなく、森のスヌーズレン（ネイチャールーム）と呼び、自然をテーマに内装などを独自でアレンジしたスヌーズレンルームです。

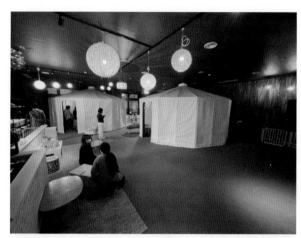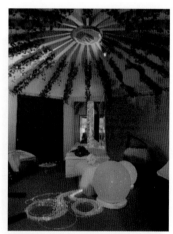

写真3　屋内に建物を設置する事例

③ 施設の建設計画の段階でスヌーズレンルームを作る

　SLP センターアークの事例です。この場合は、施主がスヌーズレンを理解している必要があります。また、設計段階で建築家とのスヌーズレンルームのデザインの調整が必要になります。特徴的なところはバブルチューブが床面下で固定されており、水を交換できる様に排

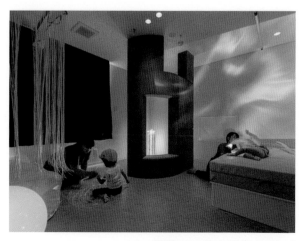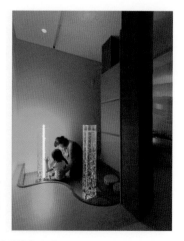

写真4　SLP センターアークの事例

水溝が設置されています。また、バブルチューブのエアーポンプやLEDの電源スイッチが壁面にあり、スイッチ操作が簡単にできます。

④　**移動式のスヌーズレン器材を使う**

　移動式スヌーズレン（機関車スヌーズレン）のコンセプトは、スヌーズレンのお部屋が確保できない施設や重症児などの長期入所・入院などでベッドから移動できない子供達のために「お届けするスヌーズレン」を具現化するために開発しました。従来の海外製品にある様な単純に車輪が付いた棚ではなく、外装のデザインや機能にも特徴があります。新型コロナウイルスなどの感染症のパンデミックでスヌーズレンルームが閉鎖されたときにも活躍しました。

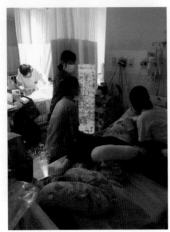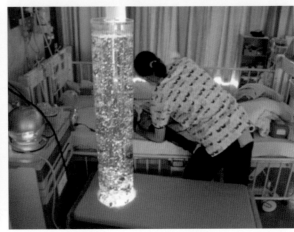

写真5　移動式スヌーズレン（機関車スヌーズレン）の事例

　以上、4つの事例を紹介しました。この他にもバイオレットライト※とバイオレットライト発色トナーを使ったスヌーズレンアイテムから構成され、比較的真っ暗な部屋で行われるスヌーズレンルームもありますが、独立した部屋で実践されることは少なく、ホワイトルーム

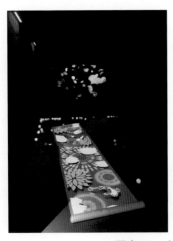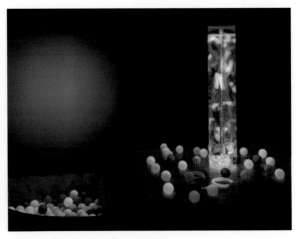

写真6　バイオレット光のスヌーズレンアイテム

の一角に設置する場合が多いのが現状です。

※以前は、UV ライトやブラックライトと呼ばれていましたが、近年、波長が 360 〜 400nm の可視光の紫色の領域をバイオレット光と呼び、UV と言われる紫外線領域とは区別する様になりました。また、バイオレット光の効果については近視の進行を抑制するなどの研究も進められており、その際の探索的臨床試験においてもバイオレット光に起因する有害事象や不具合は起きず、主要評価項目である安全性が確認されています。今後は、うつ症状や認知機能に対する効果検証が実施される様です。[2]

3 児童発達支援センター マイムの子供達とスヌーズレン

（1）スヌーズレンルームの仕様

　SLP センターアークの建設に伴いスヌーズレンルームの器材選定とレイアウトのご相談を受けたのが 2019 年 11 月頃になります。12 月 20 日には日比野設計さんより図 2 に示すスヌーズレンルームの建築図面とパースが送られてきました。部屋の特徴としては、以下の 3 つの半個別空間が作られています。

・収納棚兼間仕切りの家具で視認性を確保しながらも 2 台のバブルチューブを楽しめる場所を作ったこと。

・バイブレーションビーズクッションをファイバーカーテンで囲ったこと。

・バイオレットライト搭載したファンタジーバブルチューブを別空間としたこと。

　また、ホワイトルームとバイオレットライトルームを兼用とするため、ウォーターベッドとバイブレーションクッションがある天井にバイオレットライトを設置しています。

　導入された主なスヌーズレン器材は、バブルチューブ 3 台（東洋大学 嶺研究室）、ウォーターベッド、バイブレーションビーズクッション、サウンドシステム、スピーカー（コスインターナショナル）、ジュピター（スヌーズレンショップ）、ファイバーカーテン、ハンディーライン、天使の羽（フィルノット）、ブラックライト、ブラックライトスヌーズレングッズ（三笠産業）

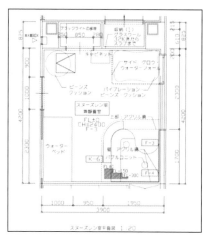
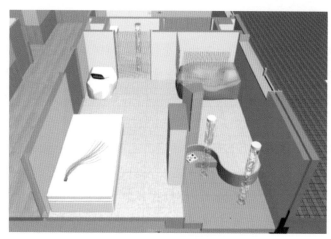

図2　スヌーズレンルームの建築図面とパース（日比野設計）

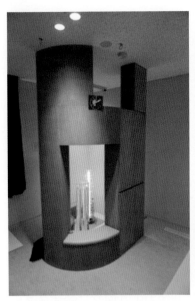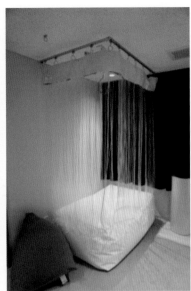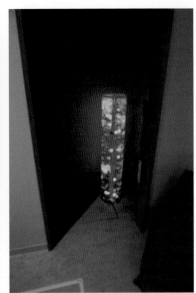

写真7　3つの半個別空間

になります。

　収納棚兼間仕切り家具の仕様としては、ブラックライトグッズやプロジェクターなどを収納できる棚と上部にはプロジェクターが設置できる様にしています。また、奥に設置した2台のバブルチューブを見ることができる様にクッション付きの窓が開けられています。

　嶺研究室からは、ファンタジーバブルチューブ、タッチ式センターライトバブルチューブ、ホールバブルチューブの3台のバブルチューブを提供させて頂きました。

　3台のバブルチューブの特徴としては、

・ファンタジーバブルチューブ

　バイオレットライトと搭載したバブルチューブで、水槽内にある浮遊体はバイオレットライトで発光するフィラメントを使用して3Dプリンターで作りました。浮遊体のデザインは、山の芋の種子を参考にして水槽内で万遍なく浮遊する様に設計しています。

・タッチ式センターライトバブルチューブ

　恐らく3台のバブルチューブで一番人気ではないかと思います。バブルチューブの下部に8個の非接触赤外線センサーを付け、バブルチューブのアクリルパイプをタッチするとLEDの色が可変する仕様としています。8個のセンサーを2個で1組として4分割することでタッチの検出範囲を広く取り、且つ、LEDの発光パターンを変えています。

・ホールバブルチューブ

　ホールバブルチューブのホールとは「穴」を意味しており、中央のアクリルパイプからLEDの光源を天井に投影することができます。また、バブルチューブの上から覗き込むこともできます。この仕様は、移動式スヌーズレン機関車スヌーズレンにも採用されています。

　それぞれのバブルチューブのLED及びエアーポンプの電源は、壁面にスイッチを付けて頂きました。また、バブルチューブの水槽の水の交換をしやすくするために、床下に排水口を

付けて頂きました。バブルチューブは水槽がある分、水替えのメンテナンスが重要になりますが、これらの利便性も加味したスヌーズレンルームの仕様にして頂いたのはとても良かったです。

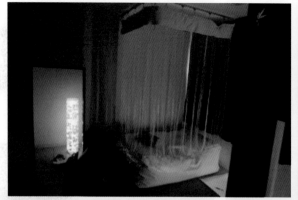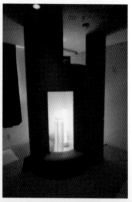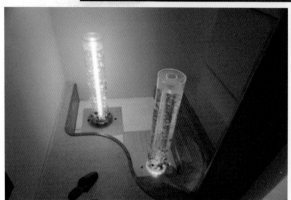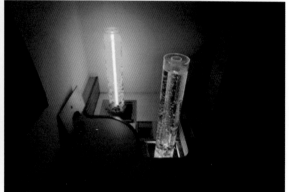

写真8　嶺研究室が開発した3台のバブルチューブ

（2）児童発達支援センター・マイムでのスヌーズレン実践

　児童発達支援センター・マイムでの研究協力が実現したのは、2022年6月22日からになります。今迄、特別支援学校をメインに研究協力を実施していましたが、未就学児を対象とした児童発達支援の施設では、初めての試みになります。しかも、施設の設計段階からスヌーズレンルームのアドバイザーとして参加するのも初めてでしたので、貴重な研究対象の施設になります。通常スヌーズレンの実践の記録は、施設側にお願いして記録票と写真と動画を定期的に送って頂いておりますが、マイムの場合は自宅から近いこともあり、自ら赴いてスヌーズレンの実践記録をさせて頂いております。

　スヌーズレンルーム内の子供達は、担当職員の愛情深い療育もあり、リラックスしながらも楽しんでいる様子を見ることができ、日頃とは違った表情も出します。また、写真9の下は、小型の移動式バブルチューブになります。一時的ではありますが、お貸ししてお使い頂きました。この仕様は、車輪が付いているので通常の療育の場でもスヌーズレンができます。また、台座に乳半アクリルの半球体の丸窓があり、子供達は、不思議そうに丸窓に手を伸ばして触っていました。この小型の移動式バブルチューブは、他の児童発達支援の施設でも好評のバブルチューブで、療育とスヌーズレンを同じ場所で行う際に、出し入れが可能なためのとても

人気がある仕様になります。

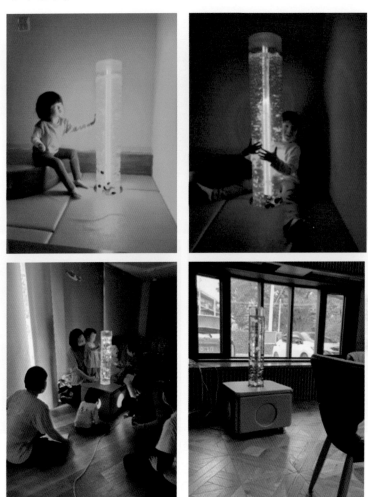

写真9　児童発達支援センター・マイムでのスヌーズレン実践

4 終わりに

（1）スヌーズレンの人材育成の重要性

　皆さんはスヌーズレンを実践することについてどの様にお考えでしょうか？　スヌーズレンをきちんと学んだ上でスヌーズレンを実践していますでしょうか？　立派なスヌーズレンルームがあったとしても、スヌーズレンをどうやったらいいのか分からないと言う人は意外に多くいます。とある特別支援学校で実施したリアルタイム投票では、教職員30名の内6割以上が「スヌーズレンを勉強したことがない」後の4割が「スヌーズレンを書籍で勉強した」と結果が出ました（図3）。これはスヌーズレンを「リラックスする」と言ったイメージだけで実践していることを表しています。また、書籍だけの情報ではスヌーズレンを実践するには限界があります。ISNA日本スヌーズレン総合研究所では、正しくスヌーズレンを実践して

スヌーズレンをどの様に勉強したか？　030

日本スヌーズレン協会のパートナー講座に参加した。
0 %

ISNA日本スヌーズレン総合研究所の研修会に参加した。
0 %

書籍で勉強した。
37 %

勉強したことがない。
63 %

図3　特別支援学校で実施したリアルタイム投票の結果[(3)]

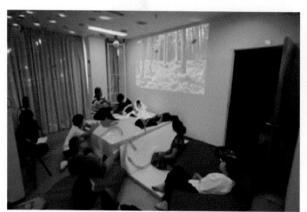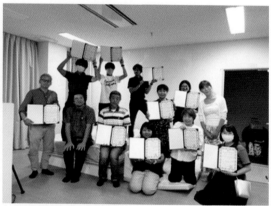

写真 10　スヌーズレン資格認定講座（特別支援）の開催

頂くためにスヌーズレン資格認定講座を開始しました。2023 年度は、国立特別支援総合研究所で特別支援学校の教職員を対象としたスヌーズレン資格認定講座（特別支援）を実施しましたが、将来的には、SLP センターアークを会場したスヌーズレン資格認定講座（未就学児）を企画できればと計画しております。開講した際には、是非皆さまの受講をお願い致します。

（2）謝辞

　まずは、本書籍であります『その人らしく、輝く、人生の履歴を、創る・重症心身障害者の新たな療育活動を求めて　その2』の著者の1人としてご指名頂きました飯野順子理事長に感謝申し上げます。また、SLP センターアーク建設にあたってスヌーズレンルームのアドバイザーとしてお声掛け頂き、研究協力にご対応頂きました児童発達支援センター・マイムの前センター長の渡会博子氏と現センター長の田添敦孝氏、及び担当職員の皆さまにも感謝申し上げます。

【参考文献】
（1）クリスタ・マーティンス著・姉崎弘（監訳）（2015）スヌーズレンの基礎理論と実際. 学術研究出版／ブックウェイ.
（2）野田 賀大（2021）プレスリリース ガンマ周波数帯のバイオレット光視覚刺激で認知機能に関わるヒト脳波を特異的に変化させることに世界で初めて成功，慶応義塾大学医学.
（3）嶺也守寛（2024）スヌーズレン資格認定講座（特別支援）の構築に関する研究, スヌーズレン教育・福祉研究, ISNA 日本スヌーズレン総合研究所, 65-75, 2024 年 4 月.

iPad で楽しく!

〜療育活動における活用のススメ〜

特定非営利活動法人地域ケアさぽーと研究所　理事　**下川 和洋**

1 学校教育における iPad の導入

　タブレットパソコンとは、薄い板状の本体に指やペンで触れて操作が可能な液晶画面が組み込まれたパソコンです。iPad はアメリカのアップル社が開発販売しているタブレットパソコンです。iPad は直感的に操作できるので、幼い子どもであってもあっという間に操作できるようになります。また、重症心身障害児者（以下、重症児者）の場合は、画面タップやスイッチ操作で写真を撮ったり、アプリが反応してスイッチとアプリの因果関係を学べたりします。知的障害の少ない重度肢体不自由児者（以下、肢体不自由児者）の場合、1 個のスイッチで文書やメールを書いたり、絵を描いたりもできます。iPad の基本ソフト（iPad OS）は、障害に対応した機能（アクセシビリティ）が元から備わっているので、特別支援学校では iPad が多く導入されています。

　文部科学省は、義務教育段階にある全国の小学校・中学校における ICT 環境を整備する中で、児童生徒 1 人にパソコン等の端末 1 台と通信ネットワークを一体的に整備する GIGA スクール構想を 2019 年（令和元年）から進めています。また、高等部段階で授業に使うための教材として購入する場合、国・自治体が行う就学奨励事業を活用できる場合があります。このように学齢期に個人購入した iPad を、卒業後の進路先（例えば生活介護事業所）でも継続的に活用できるようになることが望まれます。

2 iPad は便利グッズ

　1990 年代、私は訪問教育の担当をしていました。学校に通うことが困難な児童生徒の自宅等に、授業で使う楽器（ギター、ツリーチャイムなど）、文房具（絵の具、紙、糊など）、歌の伴奏が入った音楽テープ、記録用のカメラやビデオカメラなどたくさんの教材を入れたリュックを担いで訪問していました。アナログ教材の良い面はたくさんありますが、前述の教材の代わりに現在は、iPad ひとつで済ますことも可能です。

　また、自閉スペクトラム症の子どもの場合、視覚優位を活用したコミュニケーション手段としてカードセットを作って分厚いファイル（コミュニケーションブック）を持ち歩いていました。iPad には様々なコミュニケーション支援のアプリがあります。

　iPad は、アプリを切り替えることで、様々な使い方のできる便利グッズです。

療育活動・日中活動における iPad 活用の実際

iPad は様々な使い方のできる便利グッズなのですが、実際の現場では写真撮影と YouTube 鑑賞ぐらいにしか使用していないというのをしばしば見聞きします。

本稿では、筆者が就学前の児童発達支援事業所、特別支援学校、卒業後の生活介護事業所等で出会ってきた障害児者（以下、利用者）の学習や日中活動の支援に iPad をどのように活用しているかを、重症児者と肢体不自由児者に分けて紹介していきます。

（1）朝の会

① 朝の会の進行（重症児者）

「ぼいすぶっく」（図1）は、絵（静止画・動画）と文字と音声の3要素でできたカードを画面タップやスイッチ操作するたびに順番に再生するアプリです。

児童発達支援事業、学校、生活介護事業など通いの場では、必ず朝の会を行うと思います。朝の会の流れは、ほぼ毎日同じです。朝の会の進行カードセットを用意して、利用者に画面タップまたは iPad につないだスイッチを押してもらいます。職員ではなく、利用者自身が朝の会の司会進行を担うことができるのです。

このように朝の会などルーチンな活動場面に適しています。フードパントリーの受付係では、「お名前を教えてください」「体温を測ってください」「手指消毒をしてください」「必要な物をどうぞお取り下さい」などのカードセットを作成して活用しています。

② 朝の会の進行（肢体不自由児者の活動）

1つの画面に、複数のカードが並んだボード（DropTalk の場合はキャンバスと表現）から、一つカードを選んで画面タップして読み上げさせるコミュニケーションボードのアプリには様々なものがあります。カード自体は、「ぼいすぶっく」と同様に絵（静止画・動画）と文字と音声の3要素でできています。

「DropTalk」（図2）で朝の会ボード（進行表）を作りました。さらに朝の会に出席しているメンバーの出席確認ボード（図3）や天気確認ボード（図4）を作ります。朝の会ボードに対して出席確認ボードや天気確認ボードは下位項目に当た

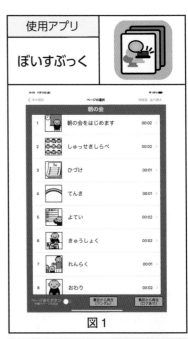

図1

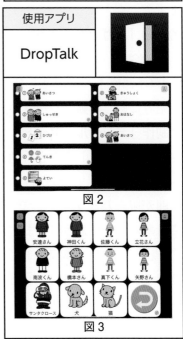

図2

図3

ります。ボードをリンクさせることで、お天気のカードを選
択すると天気確認ボードにつながり、続けて天気を選択する
ことができます。「DropTalk」は、このリンク（キャンバス
リンクと呼ぶ）をつなぐ作業が見える形で操作できるので、
リンクの関係がとてもわかりやすくなっています（図5）。

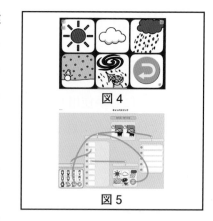

図4

図5

　ボードの中から、目的のカードを選択できるならば、よ
り複雑な活動にも使えます。なお、図2のようなボードは「ス
ケジュールボード」、図3と図4のボードは「コミュニケー
ションボード」と呼ばれます。スケジュールボードの場合、
活動後に終了ボタン（図2の各カードの左にある○）をタップすると、カードが暗くなったり、
消えたりして、前の活動から次の活動に意識を移しやすくなります。

（2）療育活動・日中活動の展開

　朝の会に続いて、療育活動・日中活動の展開例を対象者
で2つに分けて紹介します。

①　療育活動・日中活動の展開（重症児者）

㋐歌「手と手と手と」

　日中活動ボード（図6）の「手と手と手と」のカードをタッ
プすると、つながりあそびうた「手と手と手と」（二本松は
じめ：作詞・作曲・歌）が始まります。スタッフが利用者
の間に入って、歌に合わせて握手など一緒に身体を動かし
ます。

㋑運動「ヨガであそぼう」

　「ヨガであそぼう」のカードをタップして「ヨガであそぼ
う」（小澤直子・新沢としひこ）の曲で運動を行います。重
症児者に適した動作や速さの選曲が大切です。

㋒制作「デジタル・アート」

　日中活動ボードの中心活動は、3番目の「デジタル・アー
ト」です。重症児者の場合、動かせる身体部位や動かせる
範囲が限られます。そこで、指先や視線の動きで変化する
芸術系のアプリを活用します。

　「漫画カメラ」（図7）は、撮影した映像が自動的に漫画
のように変換されます。「Scribblify」（図8）は画面を触れ
ると万華鏡のようなカラフルな絵が作れます。

　「デジタル・アート」では、iPad の他にパソコンの視線入

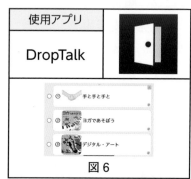

使用アプリ

DropTalk

図6

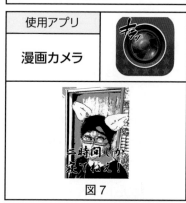

使用アプリ

漫画カメラ

図7

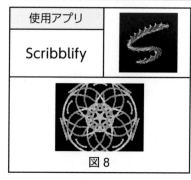

使用アプリ

Scribblify

図8

力で絵を描くなども行います。こうして作品を作りためておき、年度末に自分の作品の中からピックアップして、Tシャツやタンブラーなどの製品にします（図9）。できることに注目して、それがアート、そして製品になるのです。

② 療育活動・日中活動の
展開（肢体不自由児者）

⑦歌「手と手と手と」

日中活動ボード（図10）にも「手と手と手と」があります。私と一緒の活動のテーマソングだと理解して、私を見ると「手と〜♪ 手と〜♪」と歌い出す利用者もいます。

④運動「ダンス」

活動の2番目は、ダンスです。「ダンスする」を選択すると「ダンス相手選択ボード」（図11）になります。相手は仲間でもスタッフでも良いです。「○○さんと一緒にダンスしたい」だけでなく「○○さんのダンスを見たい」というのもOKです。

「ダンス相手選択ボード」の「ダンスする」のカードを選択すると、次は「ダンス選曲ボード」（図12）になります。この2つの選択を通して、「○○さんと、□□のダンスを踊りたい」や「○○さんが□□のダンスを踊るのを見てみたい」という活動が決定されます。

活動の中に選択を入れることが大切です。ボードにない人や曲を選んだり、踊りたくないと表現したりするのも大切な意思です。意思決定支援の場でもあります。

⑰運動「デジタル・アクティビティ」

「Active Arcade」（図13）は、iPadのカメラに写った人の動作でキャラクターが一緒に飛び跳ねたり、ボールが破裂したりするゲームです。モグラたたきは上肢の動きで反応するので車いすユーザでも可能です。二人対戦で、数の大きい方が勝ちというように数の学習も行っています。

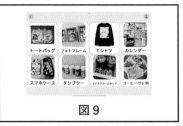

図9

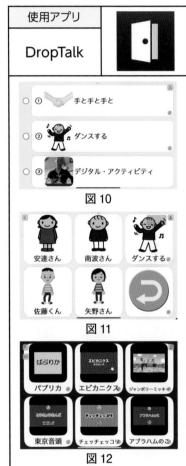

使用アプリ
DropTalk

① 手と手と手と
② ダンスする
③ デジタル・アクティビティ

図10

安達さん　南波さん　ダンスする
佐藤くん　矢野さん

図11

パプリカ　エピカニクス　ジャンボリーミッキ
東京音頭　チェッチェッコリ　アブラハムのこ

図12

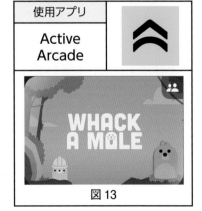

使用アプリ
Active Arcade

WHACK A MOLE

図13

（3）その他の療育活動・日中活動へのお勧めアプリ

① 重症児者

㋐因果関係の理解

「Cause and Effect Sensory Light Box」（図14）は、画面に触れると音や映像に変化が現れます。基本的な因果関係を学ぶのに使っています。

この他、幼児・児童には、Sago Mini（サゴミニ）のシリーズもよく使います。

㋑音楽演奏

朝の会で「手遊び歌」（図15）を使って利用者に選曲してもらいます。そして、みんなの前で披露します。子ども自身の選択の機会や周囲から注目される機会になっています。

他にギターやウクレレなど楽器演奏をします。利用者にスイッチでギターのコードをならしてもらい、保育士等がメロディを歌うなど一緒に歌を楽しみます。

㋒絵本読み

「PIBO 読み放題」（図16）は360冊以上の絵本が無料（1日3冊まで）で読めるアプリです。選んだ本の読み上げやページめくりは、スイッチ操作が可能です。

iPadの画面をプロジェクタでスクリーンに映し出し、利用者にスイッチでページめくりをして読み聞かせの担当をしてもらっています。

㋓光・感覚遊び

新聞紙バルーンで遊ぶ際にプロジェクタで「Shape Shifter2 HD」（図17）の映像を投影しています。音楽アプリで曲を流しながら、スヌーズレンのような環境づくりに活用しています。上下する新聞紙バルーンに投影された映像に手を伸ばす利用者も多いです。

使用アプリ

Cause and Effect
Sensory Light Box

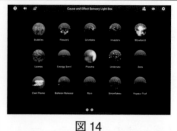

図14

使用アプリ

親子で楽しく
手遊び歌

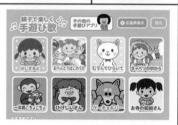

図15

使用アプリ

PIBO
読み放題

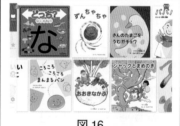

図16

使用アプリ

Shape Shifter
2 HD

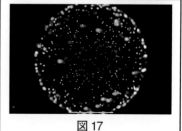

図17

② 肢体不自由児者の療育活動・日中活動

㋐コミュニケーション支援

　コミュニケーション関係のアプリには、①文字を入力するタイプ（「ごじゅーおん」「トーキングエイド」など）、②シンボルで表現（「トーキングエイド・シンボル入力版」「DropTalk」「DropTap」「指伝話」など）があります。「えこみゅ」（図18）は後者になります。

　発話のない女児が、私の話したカードを「えこみゅ」から選択し、その後、カードで文章を作れるようになり、担任も驚いていました。

㋑学習

　「Bitsboard」（図19）は、①絵・写真、②音、③文字の構成要素（例えば、犬の写真、犬の鳴き声、「いぬ」の文字）でできたカードセットを1つ作ると、文字や数の学習するゲームが自動的にできます。子どもの好きなキャラクターで、学習ソフトを簡単に作れるのが特徴です。

㋒スケジュール

　自閉スペクトラム症（ASD）の特徴に「急な出来事が苦手」があります。視覚優位という特性には、スケジュールを視覚的に示すのが有効です。従来から、写真カードを用いたコミュニケーションブックはありますが、かさばるのが難点でした。iPadアプリにはASD向けのアプリがいろいろあります。なかでも「DropTap」（図20）は、ドロップレット・プロジェクトのシンボルを使ったボードが簡単に作れます。

㋓活動時間

　「絵カードタイマー」（図21）は、活動の時間を目に見える形で提示できます。継続時間と終わる時間が分かりやすいです。

使用アプリ
えこみゅ

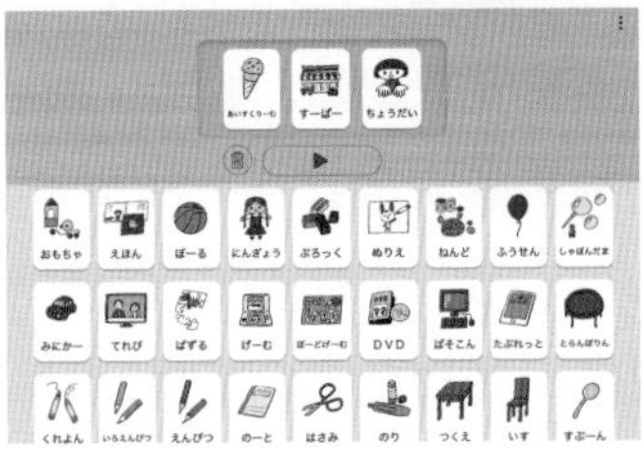

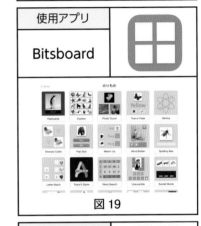

図18

使用アプリ
Bitsboard

図19

使用アプリ
DropTap

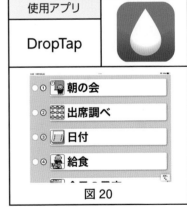

① 朝の会
② 出席調べ
③ 日付
④ 給食

図20

使用アプリ
絵カード
タイマー

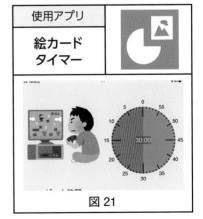

図21

4 支援における配慮

（1）個に応じた配慮・支援

① 感覚や認知、興味・関心に応じた配慮や支援

　利用者支援にあたっては、まず情報収集です。本人・家族からの話、これまでの記録等から本人に関する情報を得ます。視覚や聴覚などの感覚、筋緊張の状態や運動動作とコントロールの程度、認知や興味・関心などは重要です。

　集めた情報をもとに、実際にどうなのかを検証します。例えば、画面タップした位置に花火が上がる「iLoveFireworks Lite」（図22）に対面するように利用者を座らせ、その後方から頭部を支持した状態で、画面をタップします。花火が光ったときに利用者の視線が花火に動くかを確認します。画面が暗いので鏡のように本人の視線の動きが、後方から確認できるのです。

　利用者の興味・関心の内容は、重要事項です。アイドルグループ、アニメのキャラクター、食べ物、電車など、日常生活の中で本人に関わっている方から「よく○○を見ている」「スタッフの□□さんが近づくと表情が変わる」などの情報を元に、そうした絵カードの教材をつくります。「Bitsboard」は、そうした教材作りに適しています。

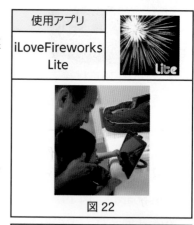

使用アプリ　iLoveFireworks Lite

図22

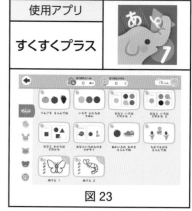

使用アプリ　すくすくプラス

図23

　また、文字や形、色、数などの理解を丁寧に確認したい場合には、「すくすくプラス」（図23）を使っています。2～6歳ぐらいまでの難易度設定があるので、ある程度、学習理解度が把握できます。発話がない場合になかなか本人の学習理解度が職員にも把握されにくく、このアプリではじめて「こんなにも本人は分かっていたんだ！」という事例に出会うことがあります。

② 本人ができる入力方法を探す

　iPadは画面をタップすることで、画面変化や操作が可能になります。しかし、画面に触れようとすると指の腹ではなく、爪側をあててしまって反応しない方は結構います。また、人差し指でタップしようとすると別の指や、手の手根部が画面に触れて誤操作する場合があります。次の表（図24～26）のように各課題に応じた支援法を考える必要があります。

　この他、タッチペン、ヘッドポインタなど画面タップの方法があります。

　画面タップが困難な場合、本人が普段使用しているスイッチを活用して、iPadを操作することも可能です。「スイッチコントロール」や「レシピ」「AssistiveTouch」の機能を使うと、

爪があたる	他の指等が触れて誤操作	手が震えて誤操作
通電する指サック	触れる指だけ出した手袋	キーガード
図 24	図 25	図 26

スイッチのクリック動作だけで iPad のさまざまな操作が行えるようになります。また、手の震えなど意図しない動きでアプリが変わったり、終了したりしないように操作を制限する「アクセスガイド」という機能もあります。

　実際の支援にあたっては、iPad の設定、iPad にスイッチをつなぐためのスイッチインターフェイスの種類（有線や無線）、スイッチのフィッティング（利用者の機能に応じたスイッチの種類と身体の操作部位の選定）など、様々な知識と技術が必要なので、精通した方と一緒に支援に取り組むことをお勧めします。

③　対象者別 ICT 機器等導入時の配慮

　様々な便利な機能がある iPad ですが、利用者本人が使いたいと思うような導入の仕方が大切です。対象者別に導入時のモチベーションについて列挙します。

㋐発達期：好きなキャラクター、音楽、動画、ゲーム、身近な興味関心のあるものを使って導入します。

㋑成人期：現在のコミュニケーション手段を ICT 機器等で代替えしたり、拡張したりする。現在の方法に比べて簡便・楽な手段と感じられることが大切。（新奇なものは心理的ハードルが高い）

㋒中途・進行性障害：モチベーションは、これまでできていたことを代替手段で継続できること。

（2）集団で活動する際の配慮

①　集団の場の環境づくり

　iPad で撮影した写真や描いた作品を集団の前で発表する際には、参加している利用者全員が参加を実感できるような配慮が必要です。iPad の画面を大型モニターやプロジェクタでスクリーンに投影した映像を、みんなが見られる位置（利用者の視線が映像に向く）に隊形をとることが大切です。

　iPad の映像をプロジェクタや大型モニターに投影する際には、ワイヤレスでミラーリングできる Apple TV や Miracast、音楽だけなら Bluetooth スピーカを使うと利用者間で iPad の取り回しがしやすくなります。

② これまで行っていた活動の一部から取り入れていきましょう

　iPad を導入するために新しい活動に取り組むことも良いのですが、既に行っている日中活動の中で iPad に切り替えると便利だと思える場面に導入する方が、利用者にも支援者にも違和感が少なく導入できると思います。

③ 選択の機会と役割を活動の中に設けましょう

　前述「3　療育活動・日中活動における iPad 活用の実際」で紹介したように、利用者自身が選択する機会をぜひ用意していただきたいと思います。また、利用者が受け身ではなく、利用者一人一人の得意なことを使って、司会進行、発表など役割を持った日中活動が展開されるように願っています。

5 おわりに

　私は、利用者の皆さんが iPad の動画再生とスイッチの因果関係の理解を示したり、カード選択で豊かな内言語やシンボルの理解があることが分かったり、これまで周囲の人には気づかれていなかった力を私たちの目の前でいきなり発揮するという場面にたくさん出会いました。一方、ある学校で教員から次のような説明を受けました。

　　担任している生徒は、施設入所生です。その施設職員から「iPad は施設では管理できないから持ち帰らせないで欲しいし、卒業しても使うことは無い」と言われています。卒業すると使われないのだから、学校ではあえて使わないようにしています。

　入所施設職員の対応もさることながら、入所先の生活環境を理由に教育効果が見込める学習教材であっても、学校教育での活用を放棄し、生徒の学ぶ機会を奪ってしまっている担任の姿勢に大変残念な気持ちになりました。本人の自己実現に向けた生き方を支えるのが、本来の支援者の役割だと考えます。そうした障害当事者側に立って、関係者の理解が得られるように働きかけるのも支援者の役割だと思います。

　重い障害のある方々の生涯にわたる切れ目のない支援の観点と、生活を豊かにする手段の一つとして、コミュニケーション支援や日中活動等に取り入れていただくことを願っております。

表出に難しさのある方へのアプローチ

東京都立府中けやきの森学園小学部指導教諭　田中　美成

1　コミュニケーションが取れないと感じるとき

　障害のある方とのコミュニケーションにおいて、「うまくコミュニケーションが取れないな」と不全感を感じたり、「どうやって関わったらいいんだろう」と戸惑いを感じたりすることがあります。それがどういう時かを振り返ってみますと、
○自分や、提示した物を見てくれない。
○話しかけても、声を出す、微笑む、体を動かすなどの明確な応答が感じられない。
という場合が多いように思います。
　自分が示した物を相手が見たという実感がもてないと、私たちはますます物を近づけたり、物を動かして気を引こうとしたりする傾向があります。また、言葉かけにはっきりした応答が感じられないと、さらに大きな声で話しかけたり、同じ質問を何度も繰り返したりします。しかし、その方法でコミュニケーションが改善することは非常に少ないと感じます。
　私たちの働きかけをより相手に伝わるようにするには？相手のちょっとした動きや表情を手掛かりにコミュニケーションをとるには？これから述べる「見ること」「空間的・時間的配慮」「言葉かけ」などがそのヒントになればと思います。

2　「見ること」に配慮した関わり

（1）見ることの難しさ

　私が関わっているような重度心身障害児（以下、「子ども」）は、見ることよりも聞くことの方が得意なことが多いと言われます。見ることは目の周りの複数の筋肉をコントロールしなくてはならないため、運動機能に障害のある子どもは苦労することも多いのでしょう。物を見ることの難しさを感じるのは、次のような子どもの様子を見た時です。
Ⓐ見たいと思っているのに、その方向に眼球を動かせない様子がある。
Ⓑ見ようと思ってから眼球が動くまでに時間がかかる。
Ⓒ眼球がキョロキョロと頻繁に動き、眼球を止めて維持することが難しい。
Ⓓ反り返るような筋緊張があり、眼球がいつも上を向いている。
Ⓔ体幹や頭部を支える力が弱いため、座位では背中が丸まって顎が上がった姿勢になり、提

示された物に気づきにくい。

　Ⓐのように眼球を動かすことに難しさがある場合、支援者は「見せても見てくれない」「これに興味はないらしい」「見えていないのでは」などの思いを抱くようです。

　Ⓑのように動くけれど時間がかかる場合は、支援者は子どもの目が動く前に「この位置では見にくいのかも」と感じて提示物の位置を変えます。すると子どもがやっと提示物の方を見たときにはそこにはもう何もない、というようなことが起こりやすいのです。ⒶやⒷのように眼球がスムーズに動かない場合、瞬きを利用して、目を閉じたタイミングで眼球を動かす様子もよく観察されます。

　Ⓒのように動くことは動くけれど、随意的に動かす（止める）ことが難しい場合でも、子どもはいわゆる「チラ見」で物を認知していることがあります。しかし支援者は子どもが物を見たと実感しにくいため、引き続き物を提示し続けることになります。

　ⒹⒺは見ることが姿勢の影響を大きく受ける例です。どちらも、首の後ろの部分がギュッと固く縮んだ状態になり、その筋緊張によって眼球は上方に上がりやすくなり、スムーズに動きにくくなります。さらに首が不安定な場合は頭を支えることに労力がいるため、見ようとする意欲そのものが低下するように感じられることもあります。

（2）見ることを支える支援

　「目は口ほどに物を言う」ということわざの通り、視線は言葉に勝るとも劣らないコミュニケーション手段です。提示された物を見るということは、相手からの働きかけを受け止めましたよという応答であり、他者と同じ物に注意を向け（共同注意）、テーマを共有してコミュニケーションをとる（三項関係の成立）ための大切な行動です。この行動が見られないと、支援者は自分の働きかけが相手に届いたという実感がもてないため、一方的な関わり方につながることもあります。子どもが「見る」というコミュニケーション手段を使いやすくなる関わり方を考えてみましょう。

①姿勢への配慮

　可能な範囲で、反り返ったり丸まろうとしたりする筋緊張が緩む姿勢を工夫した上で働きかけてみましょう。例えば、物を提示する際、首が不安定な場合は支援者が子どもの頭部を支える、体幹が不安定な場合は背中を背もたれに安定させるよう支えるなどしただけで、見ようとする意欲が高まることがあります。

②提示したら一定時間動かさない

　眼球が動くまでに時間がかかることもあるので、提示したら3〜5秒はしっかり止めます。私たちは物を止めて見せているつもりでも、意外とちょこちょこ動いているものです。私たちの周りは人も物も常に動いている「動画」の世界です。せめて物を提示するときは「静止画を見せる」という意識を強くもって一定時間動かさないことが大切です。そうすると、物を見せたいばかりに物を振り続ける、どんどん近づけるということもなくなります。

③近づけすぎない、上げすぎない、少し傾ける

物を見せる距離については、「近づけすぎない」ということがとても重要です。近くにある物に目のピントを合わせるには両方の眼球を寄せる動きが必要となりますが、これは眼球運動に難しさのある子どもには難しいことだそうです。しっかり見ているという実感がもてなかったら、まず一度少し離して様子をみるという方法もあります。

また、私たちは物を強調するときにどうしても高く掲げるという行動をとりがちです。しかし高い位置にある物を見るのは、体幹や頭部を支える力が弱い人にはなかなか大変なことです。子どもが上を見ようとした結果、反り返りの筋緊張が誘発されたり、車いすに座る腰の位置がずれて姿勢が崩れたりすることもあります。可能な範囲でいいので、首の後ろの部分が伸び顎を引いた姿勢になり、眼球はやや下向きで物を見られる位置を探して提示できるといいと思います。

見せる物の傾きも見やすさに関わります。子どもの視線に対して垂直に立てた物よりも、パソコンの画面のように後方にわずかに倒した物の方が断然見やすいのです。

④触覚の活用 − 物に触れさせる、物を持たせる

「歯磨きしましょうね」と言いながら、言葉だけではなく歯ブラシを見せるような場面があるでしょう。手の触覚過敏がなければ、①〜③のような配慮に加えて歯ブラシを持たせるという工夫もできます。物を持つことによって物の位置が触覚的に分かるので、目を向けるべきゴール地点の手掛かりとなるようです。「歯磨き」ということを言葉と視覚と触覚の3つの手掛かりを使って伝えることができます。

3 「空間」に配慮した関わり

コミュニケーションは、キャッチボールに例えられます。キャッチボールが続くためには、相手が準備できたタイミングで、相手が取れそうな位置・速さ・軌道のボールを投げることが必要です。重症心身障害児者とのコミュニケーションを考えると、支援者が子どもに投げるボールは、「ボール＝言葉」ではなく、「ボール＝適切な環境設定＋言葉以外も含めた様々な働きかけ」と捉えることができるでしょう。ここからは、「空間」「時間」の側面から、私たちの関わりを考えてみます。

（1）物を見やすい環境をつくる

①図と地の明確化と補色の関係

「図と地の関係」とは、背景（地）とそこから浮かび上がって見える物（図）の関係のことです。鮮やかな柄の服を着た人が歯ブラシを提示しても見分けるのが難しいですが（写真1）、濃い色の服を着た人が白い歯ブラシを提示したとき（写真2）は、歯ブラシに気づきやすいでしょ

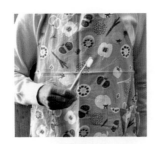

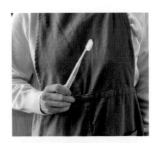

写真1
背景：鮮やかな柄の服

写真2
背景：暗い色の無地

う。もちろん、物に合わせて私たちの服装を毎回変えることはできませんが、例えば黒や白の小さなボードを用意しておき、黒っぽい物の提示には白いボードを、白っぽいものの提示には黒のボードを背景に置くようにすることはできるかもしれません。

　目立ちやすい色の工夫という点でいえば、「色相環」が参考になります。色相環（Hue Circle）というのは、色を連続的に環状に配置したものです。色相環の反対側（向かい側）にある色同士は「補色」の関係にあり、互いの色を目立たせる働きがあります。物を提示するときの背景の色や、イラストカードなどの色使いに迷ったときの参考になります。

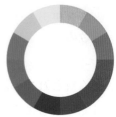

図1　色相環

②額縁効果

　物を見るときにその背景に「枠組み」があると、注目しやすくなることを額縁効果といいます。紙芝居を木枠の紙芝居舞台に入れた方が注目しやすいのと同じことです。写真やイラストカードを持って提示するよりも、小さなホワイトボードなどに貼った方（写真3）が格段に見やすくなりますし、カードを目立つ色の太い線で囲む（写真4）ことも効果があります。カードの余白部分が目立つ背景色（写真5）にすると、さらに見やすく分かりやすくなるでしょう。

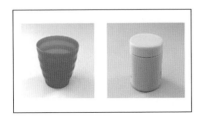

写真3　写真をボードに貼る

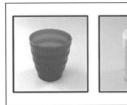

写真4　写真を枠で囲む

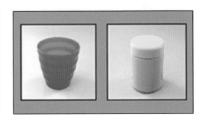

写真5　枠で囲み背景に着色

③視野内に納める

　見せたいものを視野内に納めるためには、少なくとも2つのことが大切です。

　1つ目は、その子どもが頭や目を動かさずに物を捉えられる「視野」を大まかに把握しておくことです。左側と右側の視野の広さが大きく異なる子どももいます。子どもの背後から音を立てずに物をそっと動かして、どの位置なら気づくのかを日常的に観察しておくと役に立ちます。

2つ目は、物の大きさの問題です。大きい方が気づきやすいだろう、見やすいだろうと思われがちですが、物が大きくなることで全体像が把握しにくくなることもよくあります。また、「どっちがいい？」などの二者択一で問いかける場合、両方の選択肢が視野内に納まるためには選択肢が小さめの方がいいことも多いのです。「見やすさ」を物の大きさだけに求めるのではなく、色使いや額物効果などの工夫をした上で、物を大きくしすぎないことも大切なことと思います。

また複数の物の関係性を示す場合は、物同士の位置関係がとても重要です。例えば、スイッチ（手段）で踊る人形（目的）を動かすような活動で、その因果関係の理解が十分でない場合には、スイッチと人形の両方を視野内に納めることが大切です。例えば、スイッチのすぐ横や斜め後方など人形を置くなどして、頭を動かさずに2つの物を見比べられるような配置が工夫できるといいでしょう。

④複数の提示物の距離

2つの物や写真を提示して、「どっちにする？」というようなコミュニケーションは日常的によく行われます。このときに大切なことの1つは、「選択肢はいくつあるか」ということを一目で分かるようにすることです。2つの選択肢が離れすぎていると（写真6）一方にしか気づかない、もう一方を見たときには最初の選択肢が視野から外れてしまう、というようなことが起こります。また選択肢が近すぎると（写真7）複数の選択肢を1つのまとまりと感じてしまうこともあるでしょう。選択肢が別々の物であると認識できるような程よい間隔が必要ですし、選択肢一つ一つを枠で囲んで強調するなどの方法（写真8）で、選択肢の境目がどこなのかを明確にすることも助けになると思います。

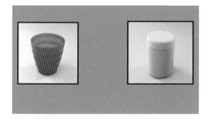 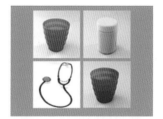 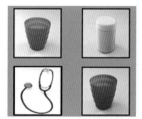

写真6　選択肢が離れすぎる　　写真7　選択肢が近すぎる　　写真8　程よい間隔と枠組み

（2）支援者の顔を見やすい環境をつくる

支援者が子どもの視野内から働きかけることの大切さは誰もが分かっていると思います。しかし、きちんと実践するのはなかなか難しいものです。

子どもが車いすなどに座っている場合、立っている支援者からは子どもの顔が見えるので表情を見ているつもりになりますが、思ったほど視線は捉えられていないものです。腰を落として子どもの視線より少し低い位置に支援者の顔が来るようにすると、わずかな視線の動きも捉えやすくなります。眼球の動きが遅れる場合やチラ見する子どもに対しては、特に重要になります。

次に、このことは子どものコミュニケーション行動を引き出しやすいというメリットがあります。物を提示するときや、物で遊んでいる子どもに働きかけるときなどは、物と支援者の両方が子どもの視野に入るようにすると、子どもが提示された物を見た後に「見たよ」というかのように支援者を見たり、思うように物を操作できずに困ったときに支援者を見たりといった行動が起こることがあります。物と人との間で視線を動かしやすい位置関係も意識したいものです。

4 「時間」に配慮した関わり

（1）待つ時間の大切さ

　重症心身障害児者の場合、じっくり待つことが大切と言われています。支援者からの言葉かけの意味を考えたり、応えようとしたりしているうちに、応答がなかったと思った支援者が次の働きかけを行う…というのは日常的に観察されることです。これが繰り返されることで、応答しようとしなくなる様子も見られます。しかし、じっくり待って子どもの応答が見られたときに、支援者が分かりやすい形で応えると、表現しようという意欲が高まっていきます。「この人は応えてくれる」という実感が、「自分は発信者として認められている」という気持ちにつながり、子どもが自信をつけていくのだと思います。支援者が「子どもは応えてくれる」という信頼感をもってじっくり待つことも、子どもの表現を引き出すためには必要です。

（2）コミュニケーションに時間がかかるとき

　重症心身障害児者の場合、コミュニケーションにも時間がかかることがあります。私はそれを大きく2つのタイプに分けて対応しています。

　1つ目は、相手の働きかけに応答しようとしてから、実際に体が動くまでに時間がかかるタイプ。見ようとしても目がすぐには動かない場合もこれに含まれます。キャッチボールに例えるなら、この場合の支援者は、働きかけた後相手の返球を受ける構えをしつつ動かずに待つことが必要なのだと思います。子どもがボールを投げ返そうと思っているときに相手が動いたりしゃべったりしてしまっては、子どもは投げ返せません。私は「うんうん」と相槌を打ったり、「どうかな？」などの短い言葉かけをしたりして、やりとりは継続中であることと、自分は子どもの行動を待っていることを間接的に伝えるようにしています。

　2つ目は、相手の働きかけを理解することに時間がかかるタイプ。この場合の支援者は、言葉かけを短くする、身振りを付けたり具体物を提示したりする、物に触れさせる、音を聞かせるなど、理解するための手がかりを複数用意するようにします。また、言葉や音だけだと一瞬で消えてしまうので、具体物や写真などを動かさずに提示し続け、見ながら考えらえる

ようにします。指差しも一瞬ではなく、提示物を指さした状態が静止画となるように一定時間止まっているように心がけます。

表現にも理解にも時間が必要な方には、理解への支援と表現への支援の両方を行うようにしています。

（3）どれくらい待つか

ただし、長く待ちすぎて今何をやっていたか、何の話だったか、分からなくなってしまう場合もあります。子どもの記憶力や集中力が比較的長いのか短いのか、日常生活場面の観察からそれを予測し、記憶力に合わせて待つ時間を考えています。

記憶力や集中力が短いと思われる場合は、前述のように今話題となっていることを思い出せる手がかりを複数準備したり、適度なタイミングで質問や言葉かけを再度繰り返したりするなど記憶を助ける支援をしながら、応答を待つようにしています。

5 より良いやりとりを生み出す言葉かけの工夫

（1）基本的な姿勢

コミュニケーション・アプローチの一つであるインリアル・アプローチ（以下、インリアル）は、話し言葉を獲得していない人とのコミュニケーションにおいてもとても参考になります。その中で大人のとるべき基本的な姿勢として「SOUL」が示されています。

SOULとは、「Silence（静かに）」「Observation（観察）」「Understanding（理解）」「Listening（聞く）」の頭文字をつなげたもので、「子どもを静かに観察し、子どもの行動を理解し、子どもの声に耳を傾ける」ことです。支援者がこのような姿勢でコミュニケーションをとることが、子どもとの安定した関係の構築につながります。支援者は働きかける前に、一瞬でも子どもの状態を観察するようにします。

表1　インリアル・アプローチの基本姿勢　SOUL

S i l e n c e （静かに見守ること）	子どもが場面に慣れ、自分から行動が始められるまで静かに見守る。
O b s e r v a t i o n （よく観察すること）	何を考え、何をしているのか、よく観察する。コミュニケーション能力・情緒・社会性・認知・運動などについて能力や状態を観察する。
U n d e r s t a n d i n g （深く理解すること）	観察し、感じたことから、子どものコミュニケーションの問題について理解し、何が援助できるか考える。
L i s t e n i n g （耳を傾ける）	子どものことばやそれ以外のサインに十分、耳を傾ける。

（2）応答的な働きかけ

インリアルでは、支援者が応答的に働きかけることも重視しています。「支援者が働きかけ

る⇒子どもが反応する」という支援者主導のやりとりが多くなりがちですが、「子どもが行動する⇒支援者が反応する」というやりとりを大切にします。この場合の「子どもの行動」は、意図的な行動でなくてもいいのです。ちょっと眉をひそめたかなと思ったら「なんか変な感じがしたかな」と言ってみる、くしゃみをしたら「ハックション」と真似してみる、窓の外を見る視線を読み取って「外はいい天気だね」と言うなど、わずかな変化を観察してそれに応答していきます。

（3）ミラリング・モニタリング

インリアルでは、言語心理学技法（支援者の関わり方の具体的方法）の中でミラリング・モニタリングという方法を紹介しています。どちらも子どもの行動や声・言葉を大人がそのまま真似して返す、というもので、言葉をもたない子どもとのやりとりでも有効です。

表2　言語心理学的技法より　ミラリング・モニタリング

ミラリング	子どもの動作をそのまま大人が真似る。 （例）子どもが手を動かしたら、支援者も手を動かす。 （例）子どもが積み木を机に打ち付けたら、支援者も積み木を机に打ち付ける	○支援者の存在に気づく。 ○自分の行動と支援者の行動の関係に気づく。
モニタリング	子どもの声やことばをそのまままねて返す。 （例）子どもが「あー」と言ったら、支援者も「あー」という。 （例）子どもが「あっち（いきたい）」と言ったら、支援者も「あっち」という。	○ミラリングの効果に加えて、自分の発する声の効果に気づく。 ○子どもへの共感や理解を知らせる。

子どもは、「人は自分に応えてくれる」「自分が行動を変えれば、相手の行動も変わる」ということを、このやりとりの中で学びます。子どもは、「自分を見てくれている」「自分を認めてくれた」という安心感・肯定感をもちやすいようです。

また支援者は子どもの真似をする中で子どもをよく観察するようになったり、子どもの気持ちを推し量りやすくなったりするメリットもあると感じます。

（4）笑い声を出す

重症心身障害児者の中には視覚に障害のある方も多く、支援者の表情が見えないこともあります。また、見えていたとしても、支援者の一瞬の表情の変化を捉えられないことや支援者が背後にいることもあるでしょう。私は笑った表情（軽い微笑みでも）をするときは、「うふふ」など小さな声でも、笑いを声で表すようにしています。支援者の笑顔は、子どもを受け入れていることを伝える方法の1つだと思います。

（5）問いかける

子どもが明確に伝える手段をもっていない場合、支援者はその行動や表情を観察して気持ちや意図をくみ取り、「○○さんもやりたいね」と言葉にして表す支援はとても大切です。た

だ支援者が読み取りすぎてしまうことや、支援者が一方的に子どもの気持ちを決めつけてしまうことには気を付けなくてはいけません。そこで、読み取ったことを「◆◆さんもやりたかった？」「こういう気持ち？」と問いかけの形で子どもに投げかけることも大切と考えています。問いかけても必ずしもはっきりした応答はないかもしれませんが、一人の人として子どもを尊重する姿勢は伝わると感じます。

（6）「どんな方法でもいいよ」は親切？

「やりたかったら、どこでもいいから動かしてみて」というように、自由度の高い働きかけをすることもあるでしょう。その時の体調でその子どもにできるどんな表現でも受け入れてもらえるという良さはあります。

しかし自分の体のイメージが十分に育っていない場合や、意図とは異なる不随意な動きが多い場合には、必ずしも応えやすいも働きかけではないようです。どの部位が、どんな姿勢や介助をすれば動きやすいかを把握した上で、「やりたかったら、ここをこういうふうに動かして教えて」とその部位に触れモデルとなる動きをガイドして、支援者が求める動きを伝えた方が良い場合もあります。動きのガイドは、子ども自身が動きのイメージをもちやすくなるとともに、一度体を動かされることでその部位が動かしやすくなる面もあるようです。

6 おわりに

教員になってまだ日の浅い頃担任になったのは、重度知的障害があり、耳が聞こえず目も合わない男の子でした。手をかざしながら室内を歩くその子には私からの働きかけは全く届かず、自分が透明人間になったように感じたものです。何とかこの子とコミュニケーションを取りたいと思った私を助けてくれたのは、インリアルの基本姿勢 SOUL であり、ミラリングでした。その子を観察し、その子の行動を真似て働きかける中で、目が合い微笑むようになってくれたときの喜びは今でも忘れません。

ここまで子どもとのコミュニケーションで私が日頃考えていることを紹介しました。これらのスキルも、子どもを観察し、尊重・信頼し、待つといった基本姿勢 SOUL があってこそ生きてくるものと思います。子どもを観察する中で、私がどう働きかけたらいいのかを、子どもから教わることも多かったように思います。また障害や発達についての知識も、観察した子どもを理解するためには必要でした。これからも基本姿勢を大切にして、より良いコミュニケーターになれるようにしたいと思います。

【参考文献】
竹田契一・里見恵子編著 (1994) 子どもとの豊かなコミュニケーションを築く　インリアル・アプローチ．日本文化科学社．

重症児（者）の反応を引き出す関わりや支援方法

東洋大学　大江 啓賢

1 重症児（者）とは

　皆さんが障害者と聞いた時、人によってイメージする障害が異なると思います。一方で、重度障害者や重複障害者と聞くと、「寝たきり」とか「言葉を話さない」といったイメージをもつ方が多くいると思います。例えば、重症心身障害児・者（以下、重症児（者）と表記します）は定義上「精神的・身体的障害がそれぞれ重度である」ことを指すので、皆さんのイメージと似ているかもしれません。重症児（者）の分類については、大島一良先生が縦軸に知的機能（IQ）を5段階、横軸に運動機能を5段階取り、両者の組み合わせからなる25の区分を用いて障害の状況や程度を示した「大島の分類」を1971年に発表[1]されています。その区分（図1）の色掛け部分が重症児（者）に該当すると言われています。

21	22	23	24	25	IQ 80
20	13	14	15	16	70
19	12	7	8	9	50
18	11	6	3	4	35
17	10	5	2	1	20
走れる	歩ける	歩行障害	座れる	寝たきり	

図1　大島の分類

　私は、重症児（者）の方とのかかわりが長いことから、本稿では、重症児（者）のお話を中心にしたいと思います。

　また、本稿では「関わり」を様々な意味でとらえるため「かかわり」とかな表記しています。

2 コミュニケーションの難しさと『相手に伝える力』

（1）コミュニケーションとは

　広辞苑では、コミュニケーション（communication）とは「社会生活を営む人間の間に行われる知覚・感情・思考の伝達。言語・文字、その他視覚・聴覚に訴える各種のものを媒介とする」とされています。このことからも、言葉だけが手段ではないことがわかります。それゆえ、声色や音量、表情や仕草もコミュニケーションには欠かせない要素になります（図2）。

> 「社会生活を営む人間の間に行われる知覚・感情・思考の伝達。言語・文字、その他視覚・聴覚に訴える各種のものを媒介とする」（広辞苑）

> 人間が相手を知る上での手段として存在し、成立するもの

つまり、

> コミュニケーションの成立；
> 　　　「相手に伝わること」　⇒　その種類は問わない
> 種類は個人の状況による；身振り・シンボル・サイン・言語

図2　コミュニケーション

　しかしながら、それらに難しさを抱えている人たちも多くいます。近年は「コミュ障」という言葉も出てきましたが、重症児（者）の中には障害によって、発声や表情、仕草の難しさ、わかりにくさがあるために、コミュニケーションの難しさが生じていると言えます。

（2）相手に伝える力とは

　相手に伝える力（重症児（者）が最も使いやすい手段）は、その人の障害の状況や発達段階によって異なります。例えば、気管切開をした人の中には声を出すことが難しい（できなくなった）人がいます。その人は「声を出して返事をする」ことはできなくなります。また、上肢（腕や肩）に麻痺がある人は「手を挙げる」ことが難しいので、「○○の時は手を挙げてください」と言われてもできません。では、その人達は「返事ができない」のかと考えると、「そうではない」という答えがでてきます。これが、その人によって「出しやすい（出しにくい）手段」の考え方です。

　先ほどの例で考えると、「声を出す（発声）」の代わり、「手を挙げる」の代わりとなる動作を彼らが「出しやすい動作」で補うことができれば良いのです。重症児（者）とかかわる人たち（サインの受け手）は彼らの「出しやすい動作」は何かを考え、それをサインとして確

立する支援ができれば、重症児（者）とのコミュニケーションは可能です。そして、そのサインが多いほど、彼らとのコミュニケーションは広がります。

　一方で、先ほども述べたように、重症児（者）とかかわる人たち（サインの受け手）は「言葉の方が伝わりやすい」ことに加え、それぞれの「受け取り方」もあります。日常生活の中で「そういうつもりではないのに・・・」のようなちょっとした食い違い（行き違い）と同じです。そのため、相手に伝える力には「『相手が誤解しない』ように伝える力」も含まれます。

（3）重症児（者）が抱えるコミュニケーションの難しさ

　重症児（者）はよく「コミュニケーションがとりにくい」と言われますが、それは彼らの「障害がある」「障害が重度」が理由とは限りません。例えば、私たちが全く知らない言語を母国語とする方と言葉でのコミュニケーションはかなり難しく、苦労すると思います。しかし、何とはなく思いが伝わることがありますね。それは「言葉ではない」コミュニケーション手段が存在しているからです。表情や身振り（ジェスチャー）と言われるものです。もちろん、普段は言葉でのコミュニケーションを多用しているのでその方が相手には伝わりやすいです。このため「言葉で相手に伝える」ことを目標とする指導や支援を行います。重症児（者）は、「言葉を発する」機能のどこかに障害があることが多く、「言葉で相手に伝える」ことを目標にしにくいため、結果的に「コミュニケーションが難しい」のです。

　ところが、「コミュニケーション」の手段は言葉に限定していませんから、言葉である必要はありません。そこで、重症児（者）がもっとも発しやすい手段を探すことが彼らと接する私たちに求められます。これが重症児（者）にとっての「相手に伝える力」になります。そして、その手段を普段彼らとかかわらない人たちにも伝えることができるようになる必要があるのです。

3 コミュニケーションを促すための実態把握と相互作用

（1）実態把握とは

　重症児（者）の指導支援にあたっては、「重症児（者）をよく理解すること」が求められます。その際に重要となることが実態把握です。

　現在は様々なテキストや書籍、WEB上では「有効とされる方法」が数多く紹介されていますが、どれも基本となるのは実態把握です。障害の理解、ではありません。障害の理解だけでは、重症児（者）が今までの生活の中で身につけた力や経験が反映できないからです。

例えば、寝たきりである10歳の重症児のAくんが「1歳程度」の発達段階であったとします。寝たきりですから、運動面における発達では1歳児ができるつかまり立ちや伝い歩きはできません。一方で、認知面では1歳児は親とのコミュニケーションをとることができるように

なり、喃語から意味ある言葉が出てくる時期です。この時、Aくんのような重症児は言葉こそ出てきていなかったとしても、9年長く生きている『人生経験』によって、身近な人とのコミュニケーションが成立していることがあります。隣にいるご家族（特にお母さん）が『この子は○○って言っています』という場面がこれにあたります。

　このように、個々の状況をよく見極め、『どんなことができるのか』『どういったことが難しい（苦手）なのか』を本人の様子の観察や周囲の方に確認（情報収集）することが大切です。また、重症児（者）の場合、「見えているかどうか」あるいは「聞こえているかどうか」の確認、四肢の可動域や喜怒哀楽がわかる（表情の変化の有無）こともその後のコミュニケーションの形成や発達に関係してきます。

（2）要求と相互作用

　繰り返しになりますが、コミュニケーションは相手があって成立します。相手とのやりとりの中で、経験・体験を重ねることでやり方を覚えたり、上達したりしていきます。その基礎となるのが相互作用です。相互作用は「要求行動（〜してほしい）」が発端となって発生すると考えられています。これも無意識の中で行われている場合があります。図3に相互作用の発生とその成立過程のイメージを示しました。

　例えば、赤ちゃんが突然泣き出すと、お母さんは、だっこをしてあやしながら「泣いた理由」を考えます。おなかがすいているのだろうか、オムツが汚れているのだろうか、暑い（寒い）のだろうか…。その中で何かをしたときに赤ちゃんが泣き止むことで、「○○だったから泣いた」と気づきます。一方で、赤ちゃんはというと、泣いた結果、お母さんが対応してくれたことで「泣きたくなる理由が解決された」経験をします。この積み重ねが大切です。特に重症児（者）の場合、障害特性もあって、繰り返しの体験が大切になります。

相互作用準備期から成立期への移行

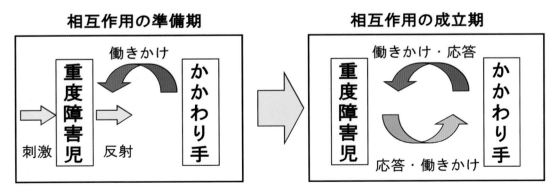

図3　コミュニケーション

（3）発達のプロセスと「やりとり」の関係

　前節で述べた相互作用の獲得には、かかわり手の動き（働きかけ）も重要です。重症児（者）は自分から働きかけることが難しい場合も多く、受動的なコミュニケーションになりがちです。相互作用の成立はかかわり手の働きかけに応答するだけではなく「自分から働きかける」ことが求められます。

　その前段階として、「働きかけに対する応答行動」があります。応答行動は、反射レベルから能動的な応答行動まで多岐にわたります。

　反射レベルの例では、把握反射のように一見するとコミュニケーションとしても成立するような動作もあれば、歩行反射のような、これから獲得していくであろう動作のようなものもあります。

　コミュニケーションの獲得、発達を目指した「やりとり」の観点で言えば、反射段階において、かかわり手が「コミュニケーションが成立しているような働きかけや応答」も大切です。例えば、把握反射とわかっていても「握手してくれたね」と声かけするような場面です。この内容は図3内にある「相互作用の準備期」の動きになります。

（4）「やりとり」から反応を引き出す

　「やりとり」が成立することは相手（ここでは、重症児（者）を指します）の反応を引き出すことに成功したことになります。

　重症児（者）に場合には、こちらからの働きかけに対し、応答（反応）するまでに時間がかかったり、反応の表出そのものが難しかったりする場合があります。そのため、働きかけに対する反応を確認するために空白の時間を設ける必要があります。これらを含めて、次節では、重症児（者）への働きかけの方法を踏まえた反応の読み取りについて具体例を交えながらお話をします。

4　重症児（者）とのかかわり

（1）反応を読み取るための観察

　反応を確認するためには相手の動きを観察する必要があります。今までに何度もお話ししましたが、発声や言葉での反応が難しい重症児（者）にとって、自分で動かすことができるところを動かすことでこちらに伝えようとします。

　大学生に授業をするときは、これを「体を使ってお話しする」と説明しています。つまり、特定の部位にこだわらず全身をよく見て、反応と思われる動きを確認することが大切です。私が実際に体験した2つの事例をご紹介します。

　1つは、発声や発語がなく、表情の変化の確認も難しい寝たきりのお子さん（Bちゃん）

とのかかわりです。ある日、私がBちゃんに絵本の読み聞かせをしていると、その様子を見ていたお母さんが、「今日はとってもBはご機嫌ね」とおっしゃいました。この言葉を聞いても私にはBちゃんがご機嫌かどうかの判断がつきません。お母さんに確認すると、「うちのBはご機嫌になると左足の親指がピンってなるんですよ」と教えてくださいました。確かに親指はしっかりと上を向いています。その時は半信半疑でしたが、いろいろな場面でBちゃんの左足の親指を見ると、確かに上を向いている時とそうではないときがありました。つまり、表情だけを見ていても、子どもたちの反応や応答行動には気づくことができないときもあるのです。

　もう1つは、手の動きをYES/NOのサインとして活用していた中学生（Cさん）です。車いすにオーバーテーブル（車いすに直接つけることができる個人用のテーブル）をつけて授業に参加していたCさんに協力してもらい、手の動きを確認するためにビデオを撮らせてもらいました。撮影後に見直したところ、サインとして使っていた手の動きが出現したとき、必ず右足も動いていました。しかも、手の動きよりもはっきりと確認できます。一方、かかわり手（ここでは授業をしている先生）がサインと判断していない手の動きの時は右足が動きません。つまり、手の動きと同じように足も動き、手の動きよりもわかりやすい状態でした。ところが、授業をされていた先生は足の動きに気づいてはいませんでした。先生の位置からは、Cさんの足の動きが見えなかったためです。日や場面を変えてビデオ撮影を行い、授業をされた先生も交えて確認しましたが、結果は同じでした。

　このように、私たちは重症児（者）とかかわるとき、どうしても表情や上半身の動きに注目しがちです。しかし、可動域（自分で動かすことができる場所）が少ない重症児（者）は、全身の動きで表現することがある、という観点で対応しなければなりません。どの動きを働きかけの反応としてとらえるか、はその場面やかかわり手だけではなく、少し時間をあけたり、様々な場面やかかわり手とのやり取りの中で確認したりする必要があります。

　その点で、ビデオ記録は有効です。可能であれば、様々な場面を、全身が撮影できる状態にしましょう。さらに、毎回同じ位置になるように設定するとよいでしょう。このような言い方をすると、毎回は面倒、実験みたいで嫌だ、と思われるかもしれませんが、「同じ」であることが大切なので、例えば、毎回2歩離れる、撮影時に使う三脚1台分、といった身近にあるものを活用して位置をあらかじめ決めておくことで、「煩わしさ」を軽減できますし、後者の場合は、かかわり手が変わっても同じ対応が可能です。

（2）動きを見極める方法

　ここでは、ビデオの記録ができたとして、次に何をするのか、をお話しします。ビデオ記録をどのように見極めるか、つまり、どの動きがその人にとっての反応なのか、を確認する必要があります。重症児（者）はわずかな動き（ビデオでもわかりにくい動き）の場合もありますので、注意が必要です。

これからサインとして活用していくことを考えるのであれば、彼らにとって「動かしやすくかかわり手にもわかりやすい動き」であることがポイントになります。また、複数のかかわり手による確認も大切です。施設や学校では時間帯や日によってかかわり手が異なりますから、特定のかかわり手に伝わるだけではサインとして一般化はできません。最終的には「様々な人に伝えることができる動き」が、言語ではないコミュニケーションとして活用できる「サイン」になりますから、かかわり手の「捉え方」も重要になります。さらに、反応しやすい環境や反応と推測できる予兆などがあるのか、もポイントです。重症児（者）のサイン形成に向けた動きを見極める方法を整理すると図4のようになります。

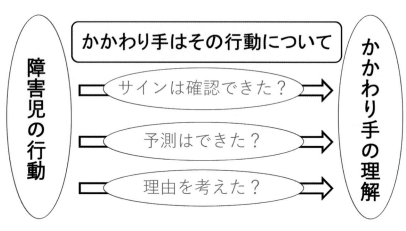

図4　反応を理解するための要素

（3）かかわる際の留意点

　私たちが重症児（者）とかかわる際、注意しなければならないことがあります。それは①同じ言葉、②タイミング、③反応を待つ、です。

　①同じ言葉、については、重症児（者）は認知にかかわる部分に障害がある場合があります。つまり、同じことを言っていても、言い方が変わると伝わらない可能性がある、ということです。例えば、私たちは年齢に伴って呼称も変わります。会う機会が少ない親戚の方に「○○ちゃん、大きくなったね」と言われたとき、高校生や大学生になったのだから「○○ちゃん」はやめてほしい、と思った方もいるはずです。それは「ちゃん」が「くん」や「さん」に変わっても自分の名前は「○○」と認識しているからです。

　ところが「○○ちゃん」の「ちゃん」の部分までが名前、と認識してしまうと「○○さん」は自分の名前ではなくなってしまいます。特別支援学校の中には、これを避けるために、小学部入学時から「『○○さん』と呼ぶ」ことをルールとして先生方が対応している学校もあります。このように、何気なく対応している場合であっても気をつけなければならない場面は多くあります。

　次に、②タイミング、ですが、これも①と同じ考え方です。つまり、しっかりとこちらに意識が向いている状態での声かけが必要です。重症児（者）は特に意識（注意）の集中に難

しさがあったり、意識がこちらに向いているのかの確認も難しかったりする場合があります。このような状況であっても重症児（者）の状況を見ながら、同じタイミングで対応していくことが求められます。

　最後に、③反応を待つ、ですが、これはかかわり手にとって特に難しい対応です。理由は、重症児（者）の中にはこちらからの働きかけを受け止め、自身の反応を表出するのにほかの人たちよりも時間を要する場合があるからです。先ほども述べたように認知特性や障害部位、麻痺の程度によっても個人差はあります。しかし、この時の「待つ」、いわゆる空白の時間がかかわり手にとって我慢できない時間でもあります。施設の療育担当者や教員は、「空白」の時間が苦手なことが多く、つい声をかけたり、何度も繰り返したりしてしまうことがよくあります。結果として、重症児（者）が反応しにくくなっていたり、何度も反応を繰り返したりすることにつながってしまい「働きかけに対する反応ではない動き」と周囲に判断されてしまう可能性もあります。

　個人差はありますが、おおむね働きかけ、特に呼名などの呼びかけに関しては、経験上、働きかけた後に5〜10秒待つことが必要です。その中で出てきた動きが、「反応かもしれない」として吟味する動きになります。

（4）「反応がない」と「反応に気づかない」

　このような対応を重ねていく中でも、やはり「反応がわからない」重症児（者）がいることも事実です。生理的指標を用いた評価もありますが、日常生活の中で活用することは難しい場合もあります。また、障害特性から、生理的指標（得られた生理的指標に基づくデータ）の解釈が難しい場合もあります。

　「反応がない」からといってこちらの働きかけが伝わっていないという訳ではありません。表出する手立てをこれから身につける段階の場合もありますし、私たちが反応に気づいていない場合もあります。生理的指標の活用が可能な場合は、解釈がしっかりできる方（例えば医師（医療従事者）や専門としている研究者など）がおられればその方に助言を求めるとよいでしょう。一方で、複数のかかわり手で確認をする、様々な場面や環境下での様子を観察するなどの工夫と積み重ねを通して得られてくる場合もあります。気づきはちょっとしたことで生まれますし、気づきは「あれっ？」という形で出てきます。それは、普段の重症児（者）の様子と異なるからこそ生まれます。そこで、「普段の様子と何が違うのか」「普段の様子はどのようなものなのか」を振り返り、確認する必要があります。

　この本を取りまとめてくださっている飯野先生は、「内的世界に広がる心に働きかけ、表出を促す」とおっしゃられています。そのためには、しっかりと重症児（者）の現状と彼らの障害特性を把握し、働きかけを継続すること、働きかけを積み重ね様子の変化に気づくことが必要となります。

5 まとめと終わりにかえて

　重症児（者）の反応を引き出すかかわりやその方法について、今までの私の体験も踏まえて「読み取り方」を中心にお話をしてきました。重症児（者）は体全体を使って私たちとお話しをしようと頑張っています。様々な参考図書が出てきていますので、参考にしながらも重症児（者）の見える動き、あるいは見えそうな動きにどれだけ気づくことができるのか、は私たちの今までの「ルール」にとらわれない、新たな発想や視点で考える必要があるかもしれません。

　私たちの働きかけが有効であるのかどうかは、重症児（者）が判断すると私は考えています。有効だから反応として行動が見えるとすれば、反応が見えるような働きかけを私たち自身で探し、つくり、提示することが求められます。ぜひ、彼らの全体を見て「動かそう」と思っている部分を探すことを心がけていただきたいです。

【引用文献】
1）大島一良（1971）重症心身障害の基本的問題．公衆衛生，35(11), pp.4-7.

【参考文献】
1）徳永豊編著（2021）障害の重い子どもの目標設定ガイド第2版．慶応義塾大学出版会．
2）樋口和彦編著（2021）重度・重複障害児の学習とは？．ジアース教育新社．

絵本は、生涯のともだち

～絵本を活用した魅力のある日中活動を～

秋津療育園前理事長　飯野 順子

秋津療育園　清水 浩美

東京都立村山特別支援学校教諭　山川 真奈美

1 はじめに　音・光・声が織りなす世界へ

　絵本には、何歳になっても、心魅かれる大きな力があります。本稿では、単なる読み聞かせだけではない、絵本を活用した日中活動をご紹介します。

　絵本を音（音楽・ピアノ）、光（映像）、声（言葉・朗読）が織りなす状況づくりによって、イメージがふくらみ、心を豊かにしている日中活動があります。音・光・声が織りなして、興味や意欲が膨らみ、集中力やイメージ力も、高まっています。

　音・光・声によって創る時間は、病棟内での楽しみを見つけられる心地よい空間であり、自分だけの居場所であり、日常のちょっとした癒しとなっています。映像を見ながら、528ヘルツのピアノの生演奏によって、体と心を整え、癒しの効果をもたらしています。

2 入所施設における絵本を使った実践

　このような考えに基づいて行った実践を次にご紹介します。

　秋津療育園では療育活動の時間や取り組み、ちょっとした時間等日常に絵本の読み聞かせをしています。ご家庭でお母さんが子どもに読んでいるように、一対一で読み聞かせをしたり、幼稚園の先生のように居室全員に読み聞かせをしたりと様々な読み方をしています。今回は絵本の読み聞かせとピアノ生演奏と映像を融合した取り組みを紹介させていただきます。

（1）2021年～の取り組み

　活動に制限がある園生に対しての療育として、この活動を始めました。居室内を暗室にし、四季の映像を流し、ピアノの生演奏と詩の朗読を行いました。一人一人に語り掛けるように、職員がベッドを回り朗読をしました。

　金子みすゞ、宮沢賢治、高村光太郎、北原白秋など、詩の内容は映像に合わせ、春夏秋冬を感じられるものを読みました。

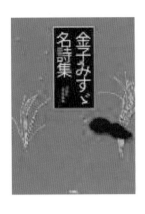 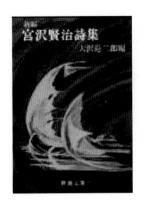 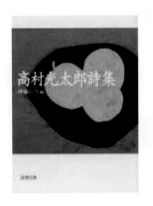 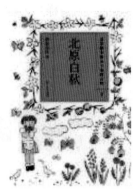

（2）2022 年〜の取り組み

　病棟の音楽の取り組みの中で、前記の活動を取り入れました。コロナ渦の制限があったため、病棟内のお風呂場と居室内で実施しました。初めは詩の朗読でしたが、日常でも使っている絵本を取り入れることで、耳馴染みがあるのではないか、職員も絵本の方が読みやすいのではないかと思い、絵本を取り入れることになりました。

　『四季のえほん　はるですよ』（作柴田晋吾、絵広野多珂子、金の星社）、『四季のえほん　なつですよ』（作柴田晋吾、絵近藤薫美子、金の星社）、『四季のえほん　あきですよ』（作柴田晋吾、絵津田真帆、金の星社）』『四季のえほん　ふゆですよ』（作柴田晋吾、絵降矢なな、金の星社）を、四季の映像に合わせてはる・なつ・あき・ふゆそれぞれの絵本を読みました。

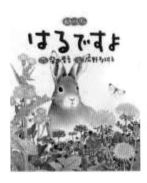 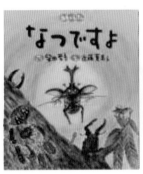 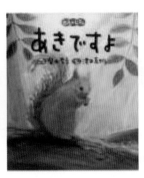 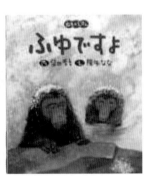

（3）2023 年〜の取り組み

　昨年と同様病棟の音楽取り組みで取り入れました。

【前年度よりの改善点】

・病棟から移動し、違う場所で実施する
　①病棟外に出ることで環境の変化を感じる
　②病棟の賑やかな場所から離れ、静かな場所で取り組みをする事で、集中して参加できる
・広い場所で実施する
　①音が響く
　②空間に広がりが出ることで臨場感を味わえる

・『星の王子様』の絵本を読み聞かせに使用する

　①秋津療育園のバラ園は『星の王子様』がモチーフになっている

　②『星の王子様』は園生も何度も読んでおり、耳馴染みが良い

　③理事長作の『星の王子様』短縮版が、各病棟に配られている

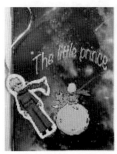 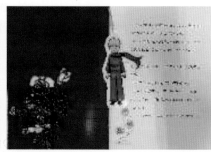 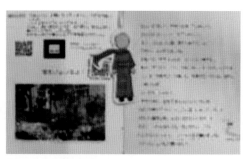

秋津療育園のサービス課の手作り『星の王子様』、王子様のしおり付き

　作成した本には QR コードがついていて、読み取ると音楽が流れたり、切り絵の挿絵がついています。この本を使って、バラのプロムナードを中心に、オリエンテーリングを行うことができます。

（4）園生の様子

　病室を飛び出て、いつもとは違う空間で取り組みをする事はわくわくドキドキを感じ、新鮮な気持ちになれます。広い空間でプロジェクターを映し出すことによって、壁面１面だけでなく、天井やカーテンにも四季が映しだされます。プロジェクションマッピングのようです。座位タイプの車椅子に座っている園生だけでなく、フラットタイプの車椅子に乗っている園生は、天井に映し出される景色を見ることができますし、顔を横に向ければカーテンに映っ

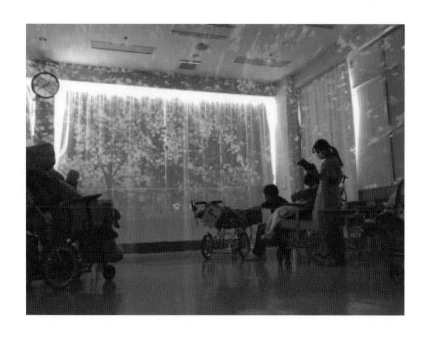

た映像に目を向けることができます。動きがあるキラキラとした映像を目で追いかける園生、映像を見て穏やかな表情をする園生、映像を真剣に見る園生、色々な表情を見せてくれました。ピアノの曲が流れると、静かに耳を傾ける園生が多く、背筋をピンと伸ばし姿勢を正したり、ピアノに合わせて、手を叩いたり、身体を動かしリズムをとっている園生もいました。そして、絵本の朗読。落ち着いた声を聞くと、それまで目をつぶっていた園生が目を開けたり、手しゃぶりをすることなく落ち着いて聞いていたりと、病棟内で読む絵本読み聞かせとは違う表情を見せる園生が多くいました。

（5）絵本を読む時に気を付けたこと
【ポイント1】

　　単調に同じ声のトーンで読むようにしています。お話のイメージを園生自身が想像できると良いなと思っています。ゆったりとした空間なので、ゆっくりめに読んでいます。ピアノの音だけを聞いて欲しい時もあるので、ピアノの途切れた時に声だけが聞けるようにと、間合いを考えて読んでいます。

【ポイント2】

　　二人で読む時には二人の声色を違うようにしています。絵本によっていろいろなトーンで読むようにしました。読むペースが早くならないように気をつけています。

3 まとめ

　2021年から始めたこの取り組みも、来年で4年目になります。棟内の園生はほぼ全員参加し、良い評価の園生が多くいます。今後も続けて提供したい取り組みの一つとして確立しています。

　職員によって、気をつけていることが違いますが、正解や不正解があるわけではありません。参加する園生のその日の様子、職員間のやり取り、ピアノの音や映像、全体の雰囲気を感じて、読んでいます。その日その時が一期一会の取り組みになります。

　ピアノ・映像・そして職員の読み聞かせの声、三位一体のこの取り組みは、音楽を変えたり、映像を変えたり、絵本を変えたり、読む職員、声色を変えたりすることで変幻自在な取り組みとして今後も続けていくことができると思っています。

（文責　清水　浩美）

4　特別支援学校における絵本の取り組み

　特別支援学校の障害の重い子どもの学級やグループでは、必ず絵本を活用した授業を行っています。ここでは、高等部の絵本を活用した授業を紹介しますが、事前に特別支援学校の特徴である「自立活動」について一読してください。

　障害の重い子どもの教育内容は「自立活動を主とする教育課程」と言います。「自立活動」の目標と内容は6区分から構成されています。①健康の保持、②心理的な安定、③人間関係の形成、④環境の把握、⑤身体の動き、⑥コミュニケーションです。

　「自立活動」を、授業の基盤とします。絵本を使った授業は、ほとんどが、二部構成になっており、前半は映像化した絵本の読み聞かせ、後半は、絵本の内容を劇仕立てにして、演じることができる模擬的な体験学習です。子どもは、絵本のイメージを生き生きと実現しています。

　以下に、絵本を使った活動の事例をご紹介します。

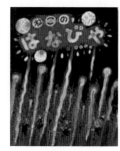

事例1■ねこのはなびや

1）題名『ねこのはなびや』渡辺有一作・絵、フレーベル館

2）内容

　猫の花火師たちによる一年に一度の晴れ舞台。夜空に小玉・中玉・大玉が景気よくあがる。色とりどりの素敵な仕掛け花火が絵本の中から飛び出てきます。夏の夜空に打ち上がる色彩豊かで素敵な花火についうっとり。思わず見入ってしまう絵本です。

3）対象

　肢体不自由教育部門　高等部　自立活動を主とする教育課程、生徒6名

4）題材選定の理由

　本グループには、音を聞いたり、映像を見たりすることを得意とする生徒が多く、特徴的な音やダイナミックな教材を用いることで「もう一度見たい、聞きたい！」という期待感をもたせ、気持ちを表出させたいという思いで「花火」を取り扱った絵本を選択しました。「花火」を取り扱った絵本が何冊かある中で本作品を選んだ理由は、物語のリズミカルな展開や、繰り返し出てくるオノマトペ、色鮮やかで思わず見たくなる絵は生徒の学習意欲の向上につながると考えました。

　日本には四季があり、四季にちなんだ素敵な伝統行事が沢山あります。その中でもこの絵本は、日本の夏の風物詩である「花火」を取り扱った物語です。この授業は6〜7月の夏休み前に行いました。これからの生活の中で、テレビ等で花火の映像を見たり、花火大会へ出

かけることができたりした際に、少しでも「自分のお気に入り」を作ることができたら良いなと思い、計画しました

5）授業での活用

①物語の鑑賞

　絵本をタブレット端末でスキャンし、タブレット端末内に入っているアプリを使用して大型スクリーンに映します。花火の音は、実際の花火の音をアプリの中に取り込み、物語の中で花火が開くタイミングに合わせて音が出るようにしました。

②ロールプレイング　「花火玉運びの体験」

　追視・注視を促すため、花火玉に見立てたボールを運ぶ活動をしました。物語には「小玉・中玉・大玉」と3種類の大きさの違う花火玉が出てくるため、実際の授業でも小・中・大と大きさの違うボールを用意しました。まず初めに、花火職人になりきった教職員による花火玉運びを目の前で見ます。ボールをゆっくりと長机の端から端に転がし、丁寧に打ち上げ台にセットします。物語の中で、「落とさないように、丁寧に運ぶ」というセリフがあるので「丁寧に、落とさないようにね」と、声掛けをしながら行いました。その後、実際に生徒は一列になり隣にいる友達へボールを運び、最後の人は打ち上げ台にセットし、花火玉の準備を終了しました。

③ロールプレイング「花火打ち上げ体験」

　打ち上げ台に花火玉をセットし終わったところで、実際に花火を打ち上げる活動を行いました。教室を暗くして、タブレット端末を大型スクリーンにつなげ、「タップ花火」というアプリを開きます。画面とスイッチをつなげ、スイッチを押すと花火が打ち上がるようにしました。

6）指導の成果

①物語の鑑賞

　セリフを発する際に、一呼吸おいて注目を集めることにより、全体的に期待感を持って物語を鑑賞しているように見えました。読み聞かせは5分と少し長い時間だったのですが、声のトーンや間の工夫により最後まで集中していました。

②ロールプレイング「花火玉運びの体験」

　お手本を行う教職員以外は生徒の視界に入らず、集中力を妨げないようにし、目の前の花火玉を追視・注視ができるよう擬音等で視線を集めました。更に、はちまきを巻き、はっぴを着てロールプレイングを行ったところ「何が始まるのだろうか」「もっとみたい」という気持ちを言葉や発声、表情で表してくれる生徒もいました。

　生徒同士がボールを運ぶ際には「落とさないように、丁寧に」という言葉かけを周囲の教職員で行いました。そうすることで一人一人が緊張感をもちながらも、グループ全体で協力して最後まで花火玉を運ぶことができていました。

③ロールプレイング「打ち上げ体験」

　スイッチを押すとスクリーンに花火がダイナミックに打ちあがった瞬間、大きくて色鮮やかな花火と「シュルシュルシュル、ドッカーン」という本物の花火の音、自分がスイッチを押したら花火が出てきたことに気づき、全員の表情が一気に笑顔になりました。タブレット端末につなげるスイッチを生徒の実態に合わせて変更したところ、好きなタイミングやリズムで押すことができて、更に自分のお気に入りの花火を打ち上げることができるようになりました。毎回の授業で生徒の表情を確認しながら、何度も繰り返し行ったことで、授業の道具が目の前に出てきただけで期待感をもち、声を出し、笑顔を見せたり、言葉で「花火やる？」と聞いてくる生徒の姿が見られました。今回は「花火」を題材に取り扱いましたが、今後も、一人一人が自分の好きな物や好きな事を増やしていき、卒業後の生活が豊かになるように学習を進めていきます。

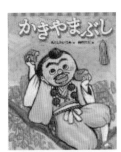

事例２■かきやまぶし

１）書名『かきやまぶし』

　本下いずみ文、田中六大絵、講談社

２）内容

　長く厳しい修行を終えた山伏はおなかが減り、柿を盗み食いしています。そんな所に畑主が見回りにやってきたので、山伏は慌てて木の後ろに隠れました。身を隠した山伏を見つけた畑主は、あれはカラスだ、サルだ、トンビだと呼びかけるので慌てて山伏は真似をしていきます。「とびそうな。それ、とびそうな。」と畑主がはやし立てるので、山伏は木の上から飛び降りてしまうのです。最後まで山伏と畑主の掛け合いが面白く、思わず笑ってしまう絵本です。

３）対象

　肢体不自由教育部門　高等部　自立活動を主とする教育課程、生徒６名

４）題材選定の理由

　この作品は、日本の伝統文化である「狂言」を取り扱った物語で、現在も能楽堂で演じられています。古典芸能というと少し難しいイメージがありますが、この絵本は、狂言の筋書きをもとに、子どもたちにも分かりやすい言葉を用いているので、老若男女問わず楽しめる作品です。また、本グループには、音を聴くことを得意とする生徒が多いため、狂言独特のリズムや言い回し、登場人物のやりとりのなかで繰り返し出てくる擬音語で、狂言の面白さに触れて欲しいと思い計画しました。実際に物語を学習する中で、生徒が劇を行い、狂言独特のリズムや世界観、柿主と山伏のやりとりのおもしろさを体感します。物語に出てくる現代の言葉と昔の人の言葉を、周囲の友達とのやり取りを楽しみながら発することで、周囲とのコミュニケーションを自ら積極的に取りたいという気持ちを育てていきたいという思いで設定しました。

5）授業での活用

①物語の鑑賞

　絵本をタブレット端末でスキャンし、タブレット端末内に入っているアプリを使用して大型スクリーンに映します。大事なシーンである「ぽろんぽろ　ぽろんぽろ　ぽろんぽろん」という呪文を唱えるシーンの際は、何度も繰り返して読みました。

②動画で狂言の鑑賞

　実際に行われている「柿山伏」の舞台を動画で鑑賞します。本物の狂言の舞台はどのようなものなのか、どのような雰囲気の中で行われているのかを学習し、登場人物を疑似体験するロールプレイングにつなげます。

③ロールプレイング

　実際の能舞台で使用される鏡板の松の木をイメージし、手作りの鏡板を作成しました。教職員は、舞台や登場する場所を意識して演じます。台本は長くなると、生徒の集中力が途切れてしまうため、長くならないように作成しました。教職員によるお手本が終わった後は、生徒が実際に前に出てきて演じます。「前に出たら、そこは舞台です」ということを伝え、生徒も上手から登場し、扇子を持ち、雰囲気作りを丁寧に行うことを心掛けました。

　実際の狂言の小道具は、扇子や蔓桶というシンプルな小道具を使用していろいろな物を表現しますが、本グループの学習では、視覚的に分かりやすいよう、生徒の興味関心に合わせて小道具を作成しました。劇中に出てくる数珠は、最初に本物を使用したところ、小さくて見えづらかったので、カラ

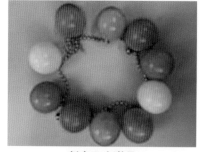
劇中の小道具

フルな色のボールにビーズの紐を通し、そこに鈴をつけ、音のなる大きな数珠に改良しました。

　また、山伏と畑主のイメージがつくように、生徒は山伏の帽子と畑主の帽子をそれぞれ被って演じました。

6）指導の成果

①物語の鑑賞

　読み聞かせの際は、間を置いたり、声のトーンを工夫したりしました。例えば、「ドスン」「ピーヒョロヒョロ」等のオノマトペの前に一呼吸置くことで、生徒の視線を集めることができました。また、登場人物の山伏、柿主の声のトーンを変化させることで登場人物が分かりやすいように意識しました。山伏が動物の鳴きまねをするシーンでは、役者になりきり大きな声を出すと、生徒も声を出して笑っていました。繰り返しの学習の結果、呪文の言葉を聞いて一緒に「ぽろん　ぽろん」という生徒や、手を叩いて笑顔で次のシーンを期待する生徒の姿が見られました。

②動画で狂言の鑑賞

　動画で本物の狂言を鑑賞することにより、生徒だけではなく教職員もイメージを捉えるこ

とができ、生徒の指導にスムーズに入ることができました。「実際の狂言の舞台はこんな感じだよ」とイメージを伝え、次のロールプレイに緊張感をもって取り組む生徒の姿が見られました。

③ロールプレイング

　ロールプレイングでは、台本を少し短めに作り替えて演じました。丁度良い長さということもあり、全員が集中して教職員のお手本を見ていました。実際の能舞台で使用する鏡板の松の木をイメージした背景を用意し、「ここからが舞台です」と伝えたことで演じる生徒は、舞台に立つと緊張感をもって演じていました。また、演じている間は教職員が一緒に車いすを相手の方向に向けることで、生徒は相手の目を見たり、声をかけたりすることができていました。山伏、畑主のやり取りを見て実際に生徒同士で演じることで、以前よりも「相手」を意識できるようになってきました。次の段階では、クラスメイトや教職員だけではなく卒業後に向けて、様々な人とのコミュニケーションの育成につなげていきたいです。また授業全体を通して、「狂言」の面白さに少し触れることができたのではないかと思います。

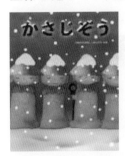

事例3■かさじぞう

1）書名『かさじぞう』いもとようこ文・絵、金の星社

2）内容

　雪の降る大晦日、町に傘を売りに行くおじいさん。一つも売れなかったので、帰り道、雪の積もっていたお地蔵様に傘を一つずつ被せてあげました。お礼にお地蔵様はお正月のごちそうをおじいさんの家に届けます。登場人物の優しさにほっこりと心が温まり、冬に読みたくなる日本昔話です。

3）対象

　肢体不自由教育部門　高等部　自立活動を主とする教育課程、生徒6名

4）題材設定の理由

　『かさじぞう』は日本の代表的昔話であり、登場人物の「心の優しさや、思いやりは巡り巡って帰ってくる」ということを、物語を通して伝え、創造力の育成につなげたいという思いで設定しました。「かさじぞう」を扱った絵本が何十冊もある中で本作品を選んだ理由は、物語の文章が簡単で、繰り返しの場面・言葉があり、次の場面や台詞を予想できるので、安心して表出することができると考えました。また、描かれている絵がシンプルで視覚的に優れていました。本グループの生徒は、発語や発声といった音声での意思表示や表情や身振りなどの表出表現により自分自身の思いを伝えています。そのことを「かさじぞう」の世界に入り込むことで、言葉をイメージしたり、言葉による関わりを受け止めたりする力を養い、日常生活で自分の思ったことをスムーズにそれぞれの方法で表現できるようになってほしいという思いで授業を計画しました。また、授業を積み重ね、最終的に語彙の獲得や物語の見通しをもつ力を育てていくこともねらいにしました。

5）授業での活用
①物語の鑑賞

　絵本をタブレット端末でスキャンし、タブレット端末内に入っているアプリを使用して大型スクリーンに映します。「シャン　シャン」という音でお地蔵様が登場するシーンでは、物語に合わせて鈴等の楽器を用いて視線の誘導を図りました。

②ロールプレイング

　ロールプレイングでは、おじいさんが傘をお地蔵様に届ける場面を取り上げました。まず初めに、教員がおじいさん役、生徒がお地蔵様役となり、「はい、どうぞ」と言いながらお地蔵様役の生徒に傘をかぶせてあげます。その際、生徒の周りには風や仮想の雪を降らせ、おじいさんから傘をもらった際に、「ありがとう」と思えるよう、少し風が寒い、雪で前が見えないといった状況を作り出します。その後、生徒がおじいさん役となり、目の前の6人のお地蔵様に自分の傘を「どうぞ」といって差し出すロールプレイングを行いました。

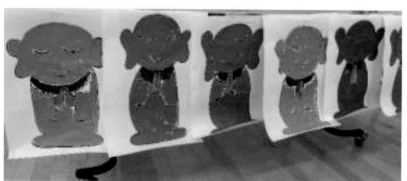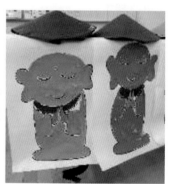

6）指導の成果
①物語の鑑賞

　物語に合わせて楽器を使用したり、強調したい場面や言葉の時にはゆっくり読んだり、一呼吸置くことで、最初から最後まで目をそらすことなく、集中して聞いていました。さらに話の内容も、傘をかぶせて「ひとつ」「ふたつ」と数える場面では、何度も繰り返し読むことで、数の理解につながると考えました。繰り返し学習を行うと、数を数える際は一緒に「ひとつ」「ふたつ」と言ってくれる生徒や手で机を叩きながら一緒に表現してくれる生徒の姿が見られました。

②ロールプレイング

　生徒の周りには風や仮想の雪を降らせていたので、寒くて前が見えづらい状況でしたが、おじいさんに扮した教員から傘を被せてもらい、温かくなり、目の前も見えやすくなった瞬間、生徒は笑顔になりました。被り物が好きな生徒が多く、傘を被れて嬉しそうな表情を浮かべていました。生徒がお地蔵様に傘をかぶせる際は、お地蔵様に対して、教職員と一緒に「どうぞ」と、言葉掛けをして被せました。被せることができた際には、「○○さん、有難うござ

います」と伝えると嬉しそうな表情を浮かべ、達成感を感じているようでした。授業を通じ、おじいさんの思いやりや、おばあさんの優しさ、お地蔵様の心遣いを体感することができたと思います。

（文責　山川　真奈美）

5 絵本の力

次に絵本の力をご紹介します。

「絵本の力」とは…

① 絵本は、短くてわかりやすいストーリーである。
② 絵本は、心優しい、心を和ます時間を、もたらしてくれる。
③ 絵本には、人を惹きつける、すばらしい絵とわかりやすい言葉がある。
④ 絵本の力は、言葉のひびき、リズム、繰り返しの面白さを楽しむことにある。
⑤ 絵本には、物、形、色などのイメージづくりができる力がある。
⑥ 絵本には、ストーリーに合わせて身体表現ができる。
⑦ 絵本には、作者が創る世界があり、作者が伝えたいメッセージがある。
⑧ 絵本は、意欲、関心、注目する力、集中力を育てることができる。
⑨ うれしい、楽しい、悲しい、淋しい、びっくり、おもしろいなどの気持ちを感受し、心の世界が広がる。
⑩ 絵本は、「早く次を見たい」「ページをめくりたい」など、見たり聞いたりするだけでなく、自分から関わりたいという意欲や興味を引き出すことができる。
⑪ 絵本は、想像力を養い、絵本の雰囲気（色、描き方等）にも関心を広げられる。
⑫ 絵本は、登場人物の気持ちになって、思いやりの心を育てることはできる。

筆者は、特別支援学校を対象に、「絵本を題材（教材）とした授業に関する調査」（以下、「絵本調査」）を平成24年度に行いました。回答は229校です。上記の「絵本の力」は、その中の「絵本を教材として使用する意義や効用（効果）」についての自由記述のうち、印象に残った表現を一覧にしたものです。一覧してみると、絵本の多様性・多面性・広義性が伝わってきます。日中活動でも、絵本を使用しています。その際は、下記を参照して、目標を明確にして下さい。

【授業の中で絵本を教材として使用する意義、効用（効果）】

「絵本調査」では、「授業の中で絵本を教材として使用する意義や、効用（効果）がありましたら書いて下さい」という問いを設け、自由に記述してもらいました。その記述を、概ね、次のように分類してみました。

【絵本を教材として使用する意義・効用・効果のまとめ】

1 　ことばに親しみ、言葉の習得ができる

（1）ことばに親しむ。ことばのイメージを育てる。

（2）ことばを理解し、習得する。ことばの模倣や、発語・発声を促す。

（4）内言語の育ちを促し、内言語を増やす。

（5）リズム・テンポ・イントネーション・音の響きなど、ことばを楽しむ。

2 　擬音語・擬態語等（オノマトペ）のことばの面白さを知る

（1）オノマトペは「音の絵」、「音を絵のように描いた」ものという意味があり、興味を持ちやすく、絵本に注目しやすくなる。

（2）名詞などに比べてイメージが豊かであり、言語としての性質も持っているため、子どものイメージをふくらませる。

3 　ことばの繰り返しの面白さを楽しむ

（1）ことばの繰り返しの面白さ（ことばのリズム・強弱）を楽しむ。

（2）繰り返しによる効用として、フレーズやことばを覚えやすく、やりとりができるようになる。

4 　絵の美しさ・音楽性・ファンタジーを楽しむ

（1）目を惹きつける美しくて豊かな色彩を楽しみ、ファンタジーに富む物語の世界を味わう。

（2）ストーリーに合わせて、音楽性（歌いかけ・楽器を鳴らす等）をプラスしすく、場面理解のシンボルとして、総合的な文化を創造できる。

（3）情景を思い浮かべる想像力を養える。

5 　心理・情緒面への効用

（1）場面転換やストーリーの展開にワクワク・ドキドキし、期待感が育つ。

（2）登場人物の心情に寄り添い、豊かな心情や感性が育つ。

（3）絵本の世界に入り込み、集中して見たり、聞いたりなど、集中力が育つ。

（4）キャラクターの魅力やストーリーの面白さなどで、興味・関心幅が広がる。

6 　見通しを持つ力を付ける

（1）ストーリーの起承転結によって、活動の流れに見通しを持ちやすい。

（2）繰り返しの中で、次を予想した気づきや見通しを持つ力を付けることができる。

7 　表出・表現力が育つ

（1）快・不快、喜怒哀楽などの感情の表出や面白い・うれしい・こわいなどの気持ちを表出する力が育つ。

（2）模倣表現や意思表示などの自己表現力が育つ。

8 　コミュニケーション能力の向上

（1）コミュニケーションのツールとなる

　　①読み手と聞き手のやりとりやかかわりの中で、簡単な応答や要求の表出等、コミュニケーション能力の向上を図ることができる。

②お話の内容や絵を媒介として様々なやりとりができるなど、コミュニケーションの
ツールとして、その基礎的能力が育成できる。
（2）人間関係（一体感・共感関係・信頼関係）形成のツールとなる
①ストーリーに共感しながら読むこと・聞くことで人間関係の形成につながる。
②読み手と聞き手との一体感が生まれ、信頼関係や親密な関係をつくれる。
③一緒に読み聞かせを聞くことで、友だちとの響き合い、共感関係が生まれる

9　認知発達能力の形成への効用

（1）色・形・物等を弁別する力や文字や数の学習につなげることができる。
（2）注視や指差しによって、三項関係の育ちを促す。
（3）自己決定力の向上や因果関係の理解につなげることができる。
（4）登場人物の気持ちを経験したり、登場人物と自己の同一化が図れる。

10　感覚の活用に関すること

（1）感覚機能の向上
①感覚（見る・聞く・触れるなど）の活用ができる。
②絵本や映像等を見たり、声やＢＧＭ、擬音を聞く、パネルや映像、手作り教材等に
直接触れて、感触を楽しむなど、感覚を刺激することができる。
（2）見る力・聞く力の向上（視覚認知や聴覚記憶の向上）
①見えやすい（気づきやすい）色や距離を把握することができる。
②音声に気づく。注視して聞こうとする。話しに注意を向ける力が育つ。
（3）触覚機能や手の操作性の向上
①興味・関心を持って、手を伸ばして触れたり、感触を楽しんだりする。
②手指の操作性や巧緻性が育つ。(ページをめくる・絵を触る・なぞる・iPadの操作など)
ページをめくるという動作で、時間・順序などの感覚が育つ。

11　季節感を培う

・季節感を出すのに効果的。・季節の行事を視覚的理解するのに役立つ。
・季節や行事について知ることができる。

12　教材としての有用性・発展性・継続性

（1）多様な学習の経験（体験）ができる
・ひとつの物語から関連する様々な取り組み（えがく、つくる、うた、リズム、畑、からだ
等々）に広げてゆくことができる。
・生命や思いやりなどについて色々な角度から考えるきっかけを与えてくれる。
・外出や実体験を多く経験することが難しい場合でも、絵本を通して様々な人、動物、物、
出来事に出合う事ができる。
・キャラクターモデルとして児童生徒が活動することで、日常とは違う世界を体験すること
ができる。
（2）劇遊び・ごっこ遊びへの発展
・絵本の登場物などを具体物化することで、平面から、立体的な世界ができる。

・劇あそび仕立てに発展させることができる。

・話の内容に関連して、動きを模倣したり、身体を動かすなど、感覚遊び、ごっこ遊び等、様々な活動を用意し、楽しみながら展開できる。

（３）疑似体験や身体表現ができる

・実際にはなかなか体験できないことを、絵本の世界の中で擬似体験することにより、イメージを広げたり夢をふくらませたりできる。

・動作化することでふれあう楽しさを味わう、自ら動こうとする意欲につながる。

（４）大型絵本・エプロンシアター・しかけ絵本・飛び出す絵本等による効用

・大型絵本や大型テレビを用いて、大勢で絵本の読み聞かせの場を持ち、みんなで絵本の世界を楽しみ、一体感を味わうことができる。

・エプロンシアターやパネルシアターを活用することで、登場する人や物を実際に手にとりながら物語の展開を楽しむことができる。

・ぬいぐるみ、ペープサート、パネルシアターなどを使うことで、やりとり遊びに発展させたり、手を使って触れる活動にしたりと様々な展開が可能になる。

13　学習に向かう姿勢・態度の育成

・知的好奇心を喚起する。（知識の絵本、写真の絵本）

・ペープサートなど動かすことを直接的に自分からやってみようとする自発的な力をひき出す。

14　学習活動への導入

・社会的または科学的ことがらをわかりやすく、親しみやすく解き明かしたり、本質をていねいに示唆する役割を果たしている。

15　教材としての絵本の特性

・何度も見返すことができる

・いろいろな“文化”にふれることができる。

・難しい内容を、やわらかく伝えることができる。

6　おわりに

『絵本の絵を読み解く』（杉浦範茂、NPO読書サポート、2015年）という本を読みました。これまでにない新しい視点を示唆された本です。絵本は、字の読めない子どもでも、絵本を絵で楽しむことができるようになっているのだそうです。

　絵本の絵を読み解くと、絵本には、文字にはない魅力的な表現があるようです。例えば、①余白スペースの意味→『スーホの白い馬』、②トリミングの心地よさ→『ぐるんぱのようちえん』の表紙絵、③絵本全体が丸ごと“絵”を読む絵本→『からすのパンやさん』の84種の

パン、④"遊び心"のある表紙・牛乳パックの開け口の矢印→『はじめてのおつかい』等々です。ご参照ください。

「絵本の絵を読み解く」を読んで、絵本を見るときに、人物やキャラクターの表情に着目するようになりました。例えば、『ノンタンぶらんこのせて』です。ノンタンに「だめだめ」と言われ、ブランコに乗せてもらえない時の動物たちの表情は、何とも言えない豊かな感情表現になっています。子どもたちが、体験活動をする場合には、怒り、落胆、悲しさ、喜び、楽しさなど様々な「感情」を追体験することも、念頭に置いておくことが必要です。

終わりに、次の一文を参照してください。特に、絵本体験は、聞き手の中に生涯残り続けるという点です。絵本の新たな魅力に留意したいと思っています。

「読み手と聴き手がわかちあうもの」 松居 直『絵本のよろこび』NHK出版

絵本は子どもに読ませる本ではなく、大人が子どもに読んでやる本だと考えます。絵本の第一の意味は、親と子が共に居て、そのひとときの時間と空間の中に、絵本という歓びの世界があり、読み手と聴き手がその歓びを分かち合い、共有することにあります。絵本はすばらしい言葉と絵で表現されていますが、その言葉も絵も読み手のものとして子どもに語り伝えられ、受け止められています。親は、読み手は、絵本のなかに表現されている最高の言葉を自分の声で自分のものとして語ることができ、その歓びや楽しみや美しさが大きければ大きいほど、その絵本体験は聴き手の中に生涯残り続け、語り続けます。

（文責　飯野　順子）

バラの花びらを　心を込めてポプリづくり

秋津療育園療育サービス課　**石丸 康子**

1　はじめに

新型コロナウイルス感染症が流行する少し前、中庭を車イスで散策できるように小道を作りたいと中庭の改造計画を立てました。外出することが難しい利用者に自然を身近に感じてもらいたい、車イスに座っている利用者が目線の高さで花を楽しむことができるようにしたいと考えていたところ、2021年、バラ園の方から、バラを110本寄付していただけ

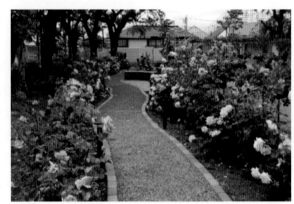

ることになりました。

中庭に、バラの小道ができあがり、散策はもちろん、お茶会やミニコンサートなどを中庭で行ったり、病棟内でバラを生けたり、バラの花びらを浮かべて足湯や水あそびをしたりと、バラを楽しむ機会が増えていきました。赤、黄、白、紫など、色とりどりのバラをもっと何かに活用することはできないかと、取り組み始めたのがポプリづくりです。

2　ポプリづくりのはじまり

コロナ禍で制限のある生活をしている利用者が、園内散歩の途中で気軽に職員と作ることで気分転換ができるようにと、ロビーにポプリづくりのコーナーを設置しました。はじめは物珍しさから乾燥した花びらに触ったり、花のにおいをかいだり、ポプリを作って病棟に持ち帰ることもありましたが、継続して利用者が楽しむ活動にはなりませんでした。そこで、毎週1回の定期的な活動にできないかと病棟の職員に相談し、①同じ作業を繰り返し行うことで、作業内容を覚えられること、②自分で作ることに喜びを感じられること、③病棟職員以外の職員との関わりを楽しめることができる利用者を対象に始めることにしました。

3 ポプリができるまで

（1）活動紹介

活動開始：2022 年 7 月〜

利用者：同世代の男性 2 人

担当職員：1 人

活動日時：毎週月曜日　13:30 〜 15:00

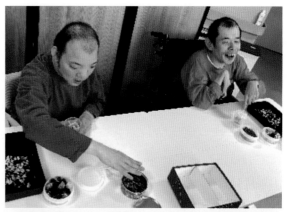

（2）作業工程

① 準備

まず、参加確認をします。それから自分が使用する物をかごから出し、やりやすい位置にセッティングします。

② 花びらを巾着袋に入れる

巾着袋は入り口を開き、プリンのカップに入れて、持ちやすいように、入れやすいようにしています。花びらだけではなく、ラベンダーやローズマリーなどのハーブや千日紅を

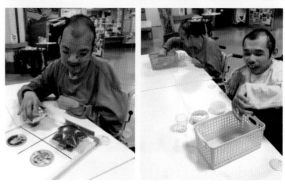

自由に選んで入れていきます。細かくしたユーカリの葉を入れた虫除け用ポプリを作った時には、緑色の葉っぱだけではつまらないようで、色とりどりの「花びらがいい」と言われてしまいました。

Ａさんは色を選びながら黙々と真剣に詰めていきます。職員が気づかないでいると、袋から溢れるほど花びらを入れています。乾燥しすぎて小さな破片となった花びらも掴もうと頑張ります。ときどき欲張って何枚も一度に入れようとして袋からこぼれ落ちてしまうのも、それはそれで楽しんでいます。

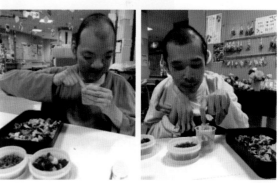

Ｂさんは職員と関わりながら、詰めていくのを好みます。1 枚入れると職員に「入れたよ」と声をかけ、「大きい花びらですね」「今度は赤ですね」などの感想を求めます。「Ｔシャツと同じ色だよ」と教えてくれることもあります。

③ 巾着袋の紐を締める

Ａさんは両手を使って引っ張りますが、左手で紐をつまむことが難しく毎回苦戦しています。引っ張ることができると「できた」と素敵な笑顔で見せてくれます。

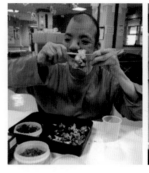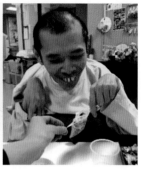

Ｂさんは右手に麻痺があるため、職員が右の紐を持ち、Ｂさんが左の紐を持ちます。職員は持つだけで、「ぎゅうー」と言いながら力を入れて引っ張ります。

④ 片付け

使ったものは自分で元に戻し、しまっています。

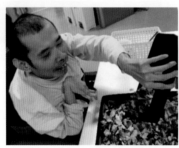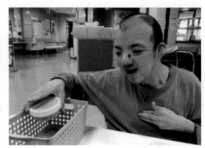

⑤ お披露目と販売

できあがったポプリは毎回病棟へ持って行き、職員にその日の成果を披露します。病棟職員や事務職員が２人から直接ポプリを買ってくれることもあります。

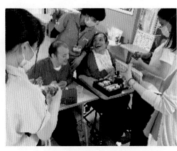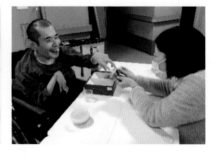

（3）ポプリづくりに関連した活動

ポプリづくりに慣れてきたころ、自分たちが使っている材料が何からできているのか、どうやって材料にしているのかを知ってもらおうと、少し活動を増やしました。まずはポプリづくりの前に、バラの花摘みをする日を設けました。天気や時期によりますが、実際に咲いている花を摘んで、新聞紙に並べていきます。次に取り入れたのはラベンダーを育てることです。一緒に中庭のプランターに植えて、生長の様子を見ながら水やりをしたり、花を収穫したりしました。元々植えてあったローズマリーやユーカリを採ってくる日もありました。作業する場所に吊して乾燥させているので、毎回目で見て確認することができ、入れているものと一緒かどうか確かめることができます。

（4） 2人の成長と職員の役割の変化

　ポプリづくりを始めたころは、全ての工程で職員が手伝う必要がありました。回数を重ねるうちに、自分がやりやすいように物の配置を考えたり、自分でできることは職員を呼ばずに自分でやってみようとしたりと、主体的に取り組んでいく様子が見られ、だんだんと職員の手がいらなくなっていきました。

　Aさんは、カップを置いて花びらを入れるよりも、持った方がやりやすいと気づき、左手で持つようになりました。どうしても左手が開きにくいため、カップが持てず、職員に助けを求めていましたが、右手でカップを左手に押し込むようにして持つようになりました。Bさんは、カップの中に落ちてしまった花びらを取り出したいときには、職員に頼んでいましたが、袋を取り出し、カップをひっくり返して花びらを出してから、また袋をカップに戻し、作業を再開するようになりました。

　今、職員が行っていることは、巾着袋の入り口を開くこと、床に落ちてしまった花びらを拾うこと、そして少しの応援です。

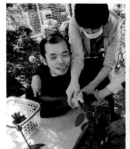 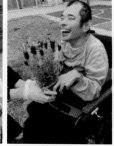 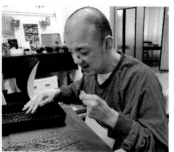

　　花摘み　　　　　　花びらを並べる　　　　ラベンダーを植える　ラベンダーの花の部分を取り分ける

（5） バラがない時期の活動

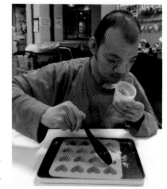

　バラは自然のものです。花がなく、乾燥したバラも使い切ってしまい、どうしてもポプリを作ることができない時期があります。そこで、バラがない時期の活動として、重曹とクエン酸を使ってバスボム（入浴剤）を作ることにしました。手浴や足湯に使える、作ったAさんBさんも使える、会話の話題になるのではないかという理由からです。

　2人の作業は食紅の色を選ぶ、ボトルに入れた粉を振る、型に入れることです。白い粉が食紅で色が変わっていく様子や霧吹きで水をかけるとシュワシュワと音が鳴る様子などに驚いたり、笑ったりする様子を見ることはできました。しかし、ポプリづくりのときとは、明らかに楽しむ様子がちがいます。ポプリづくりと比べ、自分でできることが大幅に減り、粉を量ってボトルに入れる、霧吹きで水をかける、型に入れた粉を押し固めるなどの工程は、職員が作業している様子を見るだけだっ

たからです。また、すぐに乾かないため、その日の成果がわからず、物足りない、満足感を得られない様子でした。バラがない時期の活動は今後も検討していかなければなりません。

4 まとめ

　ポプリづくりはAさんBさんに週間スケジュールの1つとして受け入れられ、月曜日のいつもの時間に迎えに行くと、背筋が伸びて、やる気満々の表情になります。自分で数種類の中から選ぶことができる、自分の力でできることがたくさんある、自分の力で作り上げる満足感や達成感がある、職員に喜んでもらえる・ほめてもらえるといった理由があるからだと考えます。また2人で競

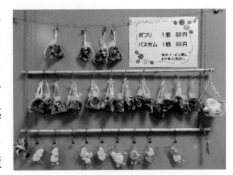

争し合うものではなく、自分のペースで作ることができることも、継続して実施ができている理由ではないでしょうか。

　ポプリづくりを担当して、利用者が自分の力でできることを常に考えてきました。もう一つ意識してきたことは「声かけ」についてです。支援者として利用者に声をかけることはとても大事なことですが、敢えて『沈黙』することも必要だと感じました。利用者の空間を大切に必要な場面での声かけを意識して、支援を継続していきたいと考えています。また、利用者が主体的に取り組むことができ、「期待」してもらえる活動を考えていくことの大切さを改めで学ぶことができました。

料理教室の工夫

～料理を作る喜び、料理のプロセスを観る楽しさを伝えたい～

秋津療育園栄養管理室　中島 美樹

1 はじめに

　当園では、平成8年より、園生に料理を作る中での発見や、料理の楽しさ、調理中の形や香りの変化を感じてもらう目的で料理教室を実施しています。

　開始8年目に病棟からメニュー、料理工程、内容の充実の課題点が上がり、改善を経て、11年目の平成19年の8月下旬から、映像を使用した工程を紹介する料理教室に切り替えました。そして、平成31年4月から通常スタイルの料理教室と平行して、調理作業が難しい園生の対応として、食材の香りを楽しんでもらったり、膨らみなどの変化を伝え、動画の生配信を使用したデモンストレーション型の料理教室を開始しました。

　その後も、参加型とデモンストレーション型の、それぞれの料理教室の良さを生かし、継続をしていく予定でした。しかし、令和2年から新型コロナウイルスの蔓延によって、実施方法の変更をしなければ継続が難しくなりました。

　限られた時間の中で、園生が楽しんで参加できるように、病棟の協力があって何とか進めることができました。本編では、コロナ禍以前の取り組みと、コロナ禍での取り組みの工夫について、年度別に実施をした内容をご紹介します。

（1）コロナ禍以前の取り組み

　①平成8～平成11年は、通常スタイルの料理教室を実施しました。

　②平成12～平成15年は、年1回のデモンストレーション料理教室を実施しました。

　③平成16～平成18年は、映像を使用した工程に向けての準備期間としました。

　④平成19年8月からは、スライドを映像化して実施しています。

　⑤平成31年4月～令和2年1月は、④と平行してデモンストレーション型、動画の生配信を実施しています。

（2）コロナ禍での取り組み

　①令和2年4月～令和3年1月は、料理教室を中止または、メニュー一覧表からデザートと飲み物を選択してもらい、病棟に配膳をしました。

　②令和3年1月～3月は、コロナ禍での料理教室に向けての準備期間としました。

　③令和3年4月からは、事前に土台となるスポンジケーキかプレーンムースや、トッピン

グ類を選択してもらい、病棟で自分だけのオリジナルケーキを作る料理教室を実施しています。

2 実施状況と料理教室の変化

（1）コロナ禍以前の取り組み

①【平成 8 年～平成 11 年】通常スタイルの料理教室 (試行錯誤の 3 年間)

　開始をした頃は、病棟からデザートと飲み物の要望を受けて実施していました。よく要望のあったメニューは、パン、ピザ、クッキー、餃子、お好み焼き、ホットケーキ、タルト、パイ、シュークリーム、マフィン、柏餅、どら焼きなどです。

　料理工程のどの部分を園生に体験をさせたいかなどの要望も聞いた上で、レシピに使用する食材や分量の確認を行い、作成しました。

園生が行う工程に合わせて、栄養管理室でどこまで下準備をするか、実施する月の前月に、病棟担当者と栄養管理室担当者が打ち合わせを行い、内容の充実を図りました。

②【平成 12 年～平成 15 年】年 1 回のデモンストレーション料理教室

　平成 11 年頃に病棟から、年度末に全棟合同の見学参加型のデモンストレーション式の料理教室が開けないかという要望がありました。各棟から 4 、5 名ずつの全棟で 18 名位の参加で実施をすることになりました。

　次のように 1 年ごとの計画を立てて、実施をしました。

1年ごとの実施メニューの計画

年	実施メニュー
平成 12	真鯛の御造りサラダ、スフレチーズケーキ、ガナッシュトルテ
平成 13	スッポン鍋、メロンパン、カレーパン
平成 14	ヒラメの握りとしゃぶしゃぶ、シュークリーム
平成 15	伊勢海老の刺身と赤だし、スフレチーズケーキ

③【平成 16 年～平成 18 年】映像を使用した工程に向けての準備期間

　実施 8 年目に、課題点が上がりました。課題は、次の 〈メニュー〉、〈料理工程〉、〈内容の充実〉についてです。

★〈メニュー〉

[課題点]

　新メニューの要望には、デザートの材料に特殊なものが多く、注文業者を探したり、分量が業務用で多すぎたりすることがありました。分量の割合で、工夫しないと堅くなってしまうものも多くあり、試作を行い、微調整をしないと実際に使用できないレシピもありました。

[改善点]

　今まで実施したメニューを、栄養管理室担当者が、終了後に報告書として作成していたので、これを活用し集約しました。更に実施可能なメニューを追加し、122種類の写真付きレシピと写真集、メニュー一覧表を作成して選びやすいように工夫をしました。

メニュー一覧表では、洋菓子（ケーキ類、クレープ、クッキー類、プディング類、その他）、和菓子、パン、ピザなどに分類しました。この一覧表を見て病棟でメニューを決めてもらい、病棟と栄養管理室の担当者を決め、窓口を1つにして、打ち合わせを行うようにしました。その後、選択をしやすいような、メニュー一覧表にしてほしいと、要望がありました。工程を3つに区分して色分けし、調理時間と、映像の有無も提示しメニュー一覧表の訂正を行いました。メニューについては、下記の表の通りに区分けをしました。

表1　　工程を区分けしたメニュー一覧表

A	調理工程の中に見た目の変化のあるメニュー（シフォンケーキ、シュークリーム、プリン、タコ焼きなど）
B	感触を楽しめるメニュー　　　　（白玉あんみつ、パン、肉まん、あんまん、柏餅、利休饅頭など）
C	盛り付け（トッピング）中心のメニュー（チョコレートパフェ、白玉あんみつ、モンブランなど）

※数字(51)→料理教室報告書と写真ファイルのページNo.　※A−5→料理教室写真ファイルのページNo.　※飲み物→レシピページNo.

洋菓子

ケーキ類

メニュー	調理時間	ページ	メニュー	調理時間	ページ
★モンブラン	45分	51	★ロールケーキ(カスタード)	50分	A-5
クリスマスケーキ	35分	66	ロールケーキ(ジャム類)	50分	A-6
★カップケーキ	60分	67	ロールケーキ(生クリーム)	50分	A-7
スフレチーズケーキ	50分	57	ハニーケーキ	45分	A-8
ベイクドチーズケーキ	45分	69	マドレーヌプレーン	45分	A-9
スフレオムレツ	35分	73	マドレーヌココア	45分	A-10
★パンプキンパイ	60分	77	マドレーヌ(ジャム)	45分	A-11
あずきマフィン	50分	78	チョコレートケーキ	45分	A-12
バナナマフィン	50分	81	★シフォンケーキ(プレーン)	55分	A-13
マドレーヌ風カップケーキ	50分	85	シフォンケーキ(ココア)	55分	A-14
チョコレートタルト	60分	40	シフォンケーキ(バナナ)	55分	A-15
タルト(カスタード)	55分	A-1	シフォンケーキ(紅茶)	55分	A-16
タルト(チーズ)	55分	A-2	パウンドケーキ(プレーン)	60分	A-17
★タルト(洋梨)※タルト生地	60分	A-3	パウンドケーキ(チョコ)	60分	A-18
★タルト(洋梨)※クッキー生地	50分	A-3	パウンドケーキ(マーブル)	60分	A-19
タルト(南瓜)※クッキー生地	45分	A-3	オレンジカスタードケーキ	60分	A-20
スフレマロン	45分	A-4			
ガナッシュトルテ	60分	57			

クレープ、クッキー類

メニュー	調理時間	ページ	メニュー	調理時間	ページ
★アイスクレープ	40分	22-72	★クッキー(絞り風)	35分	1
アイスクレープ	40分	74	クッキー(マーブル)	40分	A-21
プリンクレープ	40分	47	型抜きクッキー	40分	26-29
バナナ生クリームクレープ	40分	55	ココアクッキー	40分	41
バナナチョコ生クリームクレープ	40分	24	クッキー(ミルフィーユ風)	45分	82

その他

メニュー	調理時間	ページ	メニュー	調理時間	ページ
ホットケーキ	40分	35-36-54	バナナのフランベ	35分	A-29
こいのぼり風ホットケーキ	40分	18	カラメルバナナ	35分	A-30
★スィートポテト	40分	10-11-17-43 48-62-65	カラメルバナナ(生クリーム添え)	40分	A-31
			プディング	45分	A-32
カスタードプリン	55分	19	プディング(カステラ)	45分	A-33
プリンアラモード	55分	79	プディング(ココナッツ)	45分	A-34
南瓜プディング	50分	9	プディング(レーズン)	45分	A-35
黒みつプリン	50分	A-22	ポテトクリーム	35分	A-36
バナナチョコ	25分	30	シナモンポテト	60分	A-37
チョコレートフォンデュ	30分	31	★さつま芋のムース	40分	A-38
★チョコレートパフェ	35分	8	★抹茶ムース	50分	A-39
ゼリーパフェ	35分	46	桃のデンマーク風	35分	A-40
フルーツと白玉のカクテル	45分	7	ボードカフェ	50分	A-41
フレンチトースト(牛乳漬け)	35分	A-23	シュークリーム(生クリーム)	60分	64-86
フレンチトースト(ミルクティ漬け)	35分	A-24	シュークリーム(カスタード)	60分	A-42
ココアホットケーキ	40分	A-25	シュークリーム(ジャム)	60分	A-43
★オムレット	40分	A-26	シュークリーム(チョコ)	60分	A-44
★ブリュレ(チーズ)	40分	A-27			
★ブリュレ(クリーム)	40分	A-28			

和菓子

蒸し物

メニュー	調理時間	ページ
柏餅	40分	3-4-5
鈴カステラ	40分	16
ココナッツ団子	40分	21
★さつま芋の茶巾饅頭	30分	39
茶巾絞り	30分	25
うさぎのじょうよ饅頭	40分	49
利休饅頭	40分	B-1
栗饅頭	45分	B-2
吹雪饅頭	40分	B-3
酒饅頭	40分	B-4

焼き物

メニュー	調理時間	ページ
たこ焼き	50分	12-15
たこ焼き	50分	33-37
お好み焼き	50分	38-42-84
桜餅	45分	32
どら焼き	45分	14
どら焼き	45分	23

その他

メニュー	調理時間	ページ
カキ氷	30分	6
★白玉クリームあんみつ	40分	75
白玉クリームあんみつ	40分	76
あんみつ	40分	59
おしるこ	40分	83
葛きり風かんてん	35分	34
白玉ぜんざい	40分	B-5
ココナッツ白玉	40分	B-6
ミルク葛餅	40分	B-7

★〈料理工程〉

[課題点]

　園生が行う調理工程が統一されていなかったので、打ち合わせ時間が日によって長くなることがありました。

[改善点]

　打ち合わせ時間を短縮し、病棟との間に意見統一を計って、当日の料理教室の流れを分かりやすくするために、メニューごとの作業工程を以前の実施報告書をまとめて、作業工程表として作成しました。

表2　作業工程表

ページ ①-47	メニュー　**スイートポテト**
メニュー説明	軟らかく茹でたさつま芋に、マーガリン、牛乳、砂糖を加えてマッシャーでなめらかになるまでつぶします。これを銀カップに楕円径に丸めて入れて、表面にハケで卵黄を塗り、オーブンで焼きます。表面が乾いたら、又卵黄を塗り、焼きます。仕上げに卵黄を塗り、黒ゴマをのせて焼きます。

病棟職員が準備すること	栄養課が準備していくこと
1、盛り付け用食器を栄養課準備の通常食器以外を使用する場合10時まで訓練室に準備 2、オーブンを倉庫より準備 3、場所の設営 4、その他	1、さつま芋の皮をむき、1cmの輪切りにして、ひたひたの水で軟らかく茹でる。 ・材料計量

園生が行うこと（番号は、レシピの順番通り）	栄養課が園生の前で行うこと
2、軟らかく茹でたさつま芋をボールに入れ、マッシャーでつぶす。 3、荒くつぶれたら、マーガリン、牛乳、上白を加えて 　更にキメが細かくなるまでマッシュする。 4、銀カップ（大）に、楕円径に丸めて入れる。 5、4を鉄板に並べる。 6、卵黄にみりんを少々加えて混ぜる。 7、ポテトに卵黄をハケで塗る。 9、表面が乾いたら園生に卵黄を塗り、黒ゴマを 　のせてもらう。	8、オーブンで170℃で5分焼き、表面が乾いたら 　又卵黄を塗る。 9、もう1度同じように焼き、表面が乾いたら 　園生に卵黄を塗り、黒ゴマをのせてもらう。 　これをオーブンで焼く。（5分） 10、お皿に盛る。

表2は、作業工程表です。レシピごとにメニューの説明、病棟職員が準備すること、栄養管理室が下準備して行くこと、料理教室で園生が行うこと、栄養管理室が園生の前で行うことをレシピに添って区分けしたものです。

　病棟と栄養管理室のお互いが、打ち合わせの日程と、レシピの内容、行う工程が分かっている事で打ち合わせ時間の短縮、当日の料理教室担当者への指示が的確に伝わり、効率が良くなりました。

★〈内容の充実〉

　メニューによって空き時間がある場合、打ち合わせの時に空き時間を提示して、次の話を盛り込む形にしました。

A　食材の話

　調理する材料とは別に、生の卵と泡立ててメレンゲにしたもの、薄力粉と片栗粉、さつま芋の皮付きと茹でたものの違いを、触って肌で感じてもらうことが目的です。

B　何種類かの作り方

　例えば、カラメルの作り方が幾つかあることを説明します。

C　盛り付けの話

　盛り付けのバリエーションを紹介し、ソースを3種類位準備した中から、1人2種類選んでもらい、1人ずつデコレーションをしてもらう方法です。

空き時間の活用方法を提案することにより、園生の参加できない工程のスライドの映像化へつながりました。

④【平成19年8月〜】映像を使用した工程へ向けて

　平成19年8月下旬より、映像を使用した工程を紹介するメニューは、過去に選択回数の多いメニューをピックアップしました。

★〈写真撮影に入る前の準備〉

　映像の項目を、材料、生地を作る、型に流して焼く、仕上げの4つに区分けして映像にしたい項目(特に園生が体験できない部分)を考え、工程一覧表を作成しました。

　その後、メニューごとにパワーポイントで作成して、22種類のメニューに対応できるようにしました。病棟担当者に、作成した映像を会場でプロジェクターで映して、園生の目線で写真の明るさや大きさ、写真の説明文等が見やすいかどうか、確認をしてもらいました。

★〈映像の活用方法〉

次の4パターンを考えました。

A　全工程の映像を見てから、作業にとりかかる。

B　園生が参加できない工程のみ流す。

C　使用材料のみ映像で見てもらう。

D　映像の工程を映しながら、同時進行で行う。

その結果Dの映像の工程を1つずつ映しながら、同時進行で行う形で実施する方向になりました。

料理教室で映像を流した後に、病棟の職員に聞いた所、映像を流すことで鍋やオーブンの中での食材の変化が分かりやすかった、映像があることで園生が注目し、料理全体の流れを知ることができ、達成感を得やすくなったなど、園生が見て楽しむ時間が増えましたという意見をもらいました。

しかし、速く次の画面に進んでしまい、よく見られない所や、園生が火の近くに寄れないため、動画の映像があると良い等、課題点のご意見もありました。栄養管理室職員が料理を作り、説明しながらパソコンで操作することが難しいので、動画については、現時点では、園生が参加できない工程を中心に作成している段階のため、将来的に検討していくことにしました。

表3　映像の対応メニュー

22種類のメニューに対応　目次

ページ	メニュー
1	モンブラン
2	カップケーキ
3	パンプキンパイ
4	洋梨のタルト（タルト生地）
5	洋梨のタルト（クッキー生地）
6	ロールケーキ
7	プレーンシフォン
8	アイスクレープ
9	クッキー（絞り風）
10	スイートポテト
11	プリンアラモード
12	チョコレートパフェ
13	オムレット
14	チーズブリュレ
15	クレームブリュレ
16	さつま芋のムース
17	抹茶のムース
18	さつま芋の茶巾饅頭
19	チョコバナナピザ
20	メロンクリームパン
21	焼き餃子
22	白玉クリームあんみつ

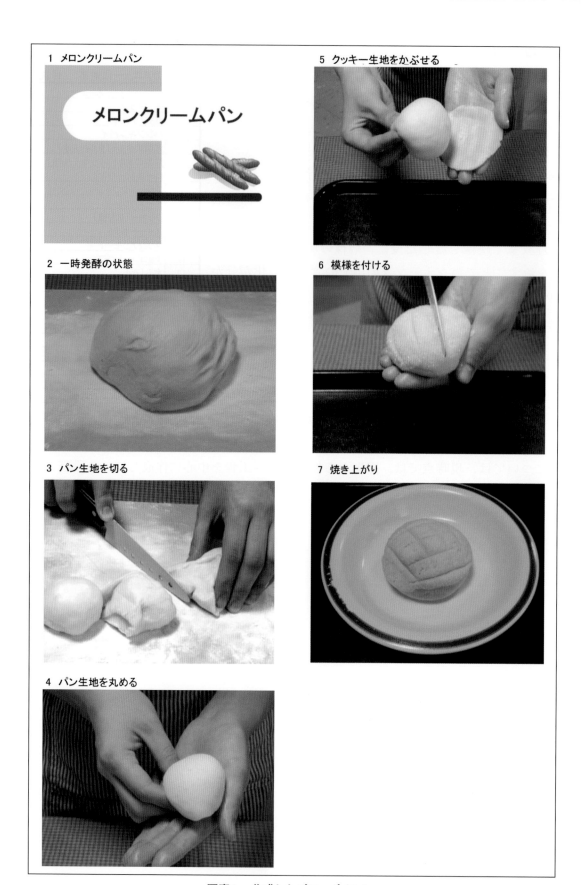

写真1　作成したパワーポイント

⑤【平成 31 年 4 月～令和 2 年 1 月】デモンストレーション型、動画の生配信に向けて

[病棟からの要望]

　平成 30 年の年度末に、病棟と栄養管理室で来年度に向けての反省会を実施しました。料理教室に参加しても工程を行うことが難しい園生が増えているため、栄養管理室のデモンストレーションの料理教室も開催してほしいと要望がありました。以前のような年に一度の合同の料理教室ではなく、各病棟で少人数で実施の要望でした。

　下記のように実施計画を立てました。

デモンストレーション型　実施計画

回　　数	通常スタイルの料理教室　7 回
	デモンストレーション型　5 回
人　　数	園生　5～6 名　　介助職員　（1 対 1）
時　　間	1 時間（デモ 45 分、喫食時間 15 分）
場　　所	大会議室や小会議室
講　　師	栄養管理室職員 2 名

[メニューの提案]

　園生がゆったりと食べる時間を確保するために、短時間で調理し終わるような食べやすいものに重点を置きました。

提案したメニューの内容

普段提供できない おやつメニュー	焼きたてのスフレ
	工程が複雑なドームケーキ
	蒸したての肉まん、あんまん
	作りたての練り切り
飲み物 （園生の嚥下に合わせた トロミ濃度）	トロミなし
	トロミ弱
	トロミ中（特すり食牛乳ムースの濃度）
	トロミ強

[実施をしてみて]

　最初に選ばれたメニューは、「スフレ」と「ココアフロート」でした。「スフレ」は、卵白のメレンゲを作成するときには、ボールの中で透明だったものが砂糖を入れて泡立てていくことで真っ白くフワフワになっていく様子がスクリーンに生配信されると、歓声が上がっていました。

　以前は、静止画像で撮影したものをパワーポイントに貼り付ける映像の表現方法しかありませんでした。カスタードクリームをゴムベラで持ち上げた時の固さを伝えることに苦労しましたが、現在は、動画撮影となり、クリームが下に落ちる瞬間も、園生に伝えられるようになりました。

（2）コロナ禍での取り組み

① 【令和2年4月〜令和3年1月】料理教室を中止
　　またはメニュー表からデザートと飲み物を病棟に配膳

表　令和2年度料理教室実施日

日　時	形　式	メニュー	病　棟
令和2年 4/20（月）	通常	中止	3棟
4/22（金）	デモ	メニューを配膳（ココアスフレ、いちごフロート）	1棟
4/25（土）	デモ	メニューを配膳（ショートケーキ風ムース、カフェオレ）	2棟
5/14（木）	デモ	中止	2棟
5/20（水）	通常	中止	4棟
6/10（水）	通常	中止	1棟
6/11（木）	通常	中止	2棟
6/18（木）	通常	中止	3棟
6/23（火）	通常	中止	4棟
8/21（金）	デモ	メニューを配膳（チーズブリュレ、レモネード）	1棟
9/16（水）	通常	メニューを配膳（さつまいものムース、黒糖カフェオレ）	4棟
10/15（木）	通常	メニューを配膳（プリンアラモード、桃の紅茶）	3棟
10/3（金）	通常	メニューを配膳（クレームブリュレ、キャラメルミルクティー）	4棟
令和3年 1/23（土）	通常	メニューを配膳（抹茶のムース、抹茶カフェオレ）	4棟

　上記の表のように、年間で通常スタイル10回、デモンストレーション型4回の計14回の予定をしていましたが、年明けから新型コロナウイルス感染症が蔓延したため、園生と栄養管理室職員が、一緒に作る料理教室の実施は不可能となりました。予定をしていた病棟で陽性者、濃厚接触者が発生した時は中止になりました。それ以外は料理教室ではなくなってしまいますが、園生の楽しみとして選んだメニューだけでも配膳してほしいという、療育部の方の思いに寄り添い、料理教室メニュー表からメニューを選択してもらいました。そして、栄養管理室内で作成したものを病棟に配膳をして、病棟のほうで召し上がってもらいました。

② 【令和3年1月〜3月】コロナ禍での料理教室に向けて (準備期間)

　令和3年度の料理教室の予定を療育部と打ち合わせを行う時期に入った頃も、新型コロナウイルス感染症蔓延防止のため、今まで通りの料理教室は実施できない状況でした。療育部から、園生が選択をしたメニューの配膳は、デザートバイキングや選択メニューでも体験しているので、園生が自分で食べるものに、飾り付けをするような料理教室はできないかと、要望がありました。

　こちらの要望を受けまして、スポンジケーキ・プレーンムースを病棟に配膳をして園生が、お皿の自分のケーキ・ムースに、ソースやクリームなどを自由にデコレーションをして、召し上がってもらう方法を提案しました。

★療育部からのテーマ：自分だけのオリジナルケーキを作って食べよう

★栄養管理室からの提案

① 土台となるケーキは、スポンジケーキかプレーンムースを選択
② トッピングは、リストの中から４種類位を事前に選択
③ 飲み物は、レシピファイルから選択
④ 当日は、スポンジケーキ・ムースケーキの作り方を動画で観てもらう
⑤ その後、ケーキを思い思いにトッピングして‥
⑥ 実食

　こちらの提案を療育部のほうで承諾をしてもらい、令和３年４月から対応ができるように、令和３年１月から準備を開始しました。

＜コロナ禍での工夫＞
㋐ 土台となるケーキは、スポンジケーキかプレーンムースを選択

　通常の間食に配膳している手作りケーキと同じ量になるように１人分の量を出して、栄養士がカロリーの調整を行いました。その後、レシピの作成を行いました。

　スポンジケーキについては、コロナ禍で栄養管理室職員のほうも、いつ誰が急遽お休みになるか分からない状況下で、当日焼いて、生クリームを塗り、切るところまでは難しいと、判断をしました。そこで、月始めに、作成をして、当月中のみ冷凍保存をする方法があがりました。スポンジケーキを焼いた後、厚さを半分に切り、シロップを塗って、間に生クリームをサンドして、周りと上部に生クリームを下塗りをした状態で、急速冷凍をして、人数分に切り、冷凍保存をすることにしました。そして、料理教室の当日には、冷凍保存をしたケーキを解凍して、生クリームを周りと上部に本塗りをして、お皿に盛り付け、配膳をすることにしました。衛生面には十分に配慮をし、当月の分のみ作成をして、来月に持ち越さないことを原則としました。

　プレーンムースについては、スポンジケーキ同様に、月始めに作成をして、急速冷凍後、人数分に切り、冷凍保存をする方法にしました。そして、料理教室の当日に、プレーンムースを解凍し、お皿に盛り付け、配膳をすることにしました。

　プレーンムースは、ムースの中に生クリームが入っているので、スポンジケーキのように周りに塗ることはしないですが、トッピングで生クリームを絞ることを想定すると、基準のカロリーを超えてしまうため、生クリームと牛乳を同分量にして生クリームの一部を卵白メレンゲに置き換えています。またゼラチンで固めていますので、冷凍時の組織保護のために、

トレハロースという糖を加えて作成することで、冷解凍時の離水を抑制し、低甘味性を生かしました。

㋑ トッピングは、リストの中から４種類位を事前に選択

（表５の料理教室連絡用紙３（２）トッピング参照）

　クリーム４種、ソース４種、フルーツ２種の中からそれぞれ１種類ずつの選択と、カラフルチョコをセットして配膳できるように、トッピングリストを作成しました。クリームの中に入るソースは、すりつぶし食の方が食べやすい果肉が無い種類を選び、フルーツは、小分けに冷凍保存可能で、形状がそのままでもペースト状でも対応可能なものに限定しました。そして、クリームやソース類は、１人分ずつ絞り袋やビニール袋に入れて配膳するため、周りに付く分も考慮した分量に設定しました。

㋒ 飲み物は、レシピファイルから選択

　表４は料理教室用の飲み物レシピの一部です。事前に病棟にファイルを渡してあるので、毎回そちらより選んでもらっています。

　実施方法を変更するにあたって、㋐から㋒まで準備を行った後に、料理教室連絡用紙（表５）を新しく作成しました。

　従来、実施する棟には、前月の15日までにこの用紙を栄養管理室に提出してもらっていました。配膳時間や配膳方法などの記載をして、参加者、食事形態、メニュー名（スポンジケーキまたはムースケーキ）、トッピング（クリーム４種・ソース４種・フルーツ２種の中からそれぞれ１種類ずつ選択＋カラフルチョコ）、飲み物を記入できる書式にしました。

　こちらの用紙に記入をして栄養管理室まで提出してもらうか、パソコン上での提出をしてもらい、その後献立作成、発注、スポンジケーキやムースを作成する日や作成者を決めて、当日の料理教室担当者を決める流れになります。

表４　飲み物レシピ　コーヒー類

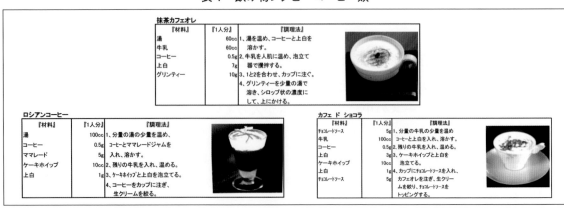

表5 料理教室連絡用紙

令和 3年度料理教室連絡用紙　　　棟　　担当者

※提出日…前月の15日までに提出

実施日　令和3年　　月　　日　（　）●配膳時間(13:30栄養管理室まで) ●配膳方法〔配膳車〕

1、開始・終了時間（　　：　　～　　：　　まで）　下膳…15:30まで

2、参加者　　　　　　　　　　　（園生名）　　　　　（形態）

① _____　_____
② _____　_____
③ _____　_____
④ _____　_____
⑤ _____　_____
⑥ _____　_____
⑦ _____　_____
⑧ _____　_____
⑨ _____　_____
⑩ _____　_____

※流動食で参加される方は、前月の15日までにDr食事箋を提出お願いします。

3、メニュー名

(1)ケーキ

　　　●スポンジケーキ　　　　名 _____
　　　●ムースケーキ　　　　　名 _____

(2)トッピング…★の中からそれぞれ1種類ずつ、お選びいただき○を付けて下さい。

★クリーム類(絞り袋に入れます)	★フルーツ類(プリンカップに入れます)
・生クリーム	・みかん缶…(形状) そのまま, ペースト
・チョコクリーム	・白桃缶…(形状) そのまま, ペースト
・イチゴクリーム	↑
・カラメルクリーム	形状について○を付けて下さい。
★ソース類(ビニール袋に入れます)	★トッピング用カラフルチョコ
・チョコソース	…(プリンカップに入れます)
・イチゴソース→そのまま	
・ブルーベリーソース→そのまま	
・カラメルソース	

(3)飲み物 …　メニュー名 【　　　　　　　　　　　　　　　　　　　 】

　　　　　※とろみ濃度の調整は、病棟のほうでお願いします。□

4、動画について

秋津ネット→斎藤次長から各棟に配信をお願いする。スポンジケーキ、プレーンムースケーキの作成動画があります。料理教室内では、生地作成の工程を体験できないため、動画にてご紹介します。

栄養管理室のほうでは、スポンジケーキには生クリームを塗って、スポンジ・ムース同様に1人分ずつカットをしてお皿に盛り付けて、配膳をします。(食器は栄養管理室で準備します)

病棟のほうでは、動画を観ていただいたあとに、ケーキのトッピングをお願いします。

5、返却について

15:30までに食器を返却してください。担当者が管理しますので、夕食と一緒に下膳されないよう、ご協力お願いします。

エ 当日は、スポンジケーキ・ムースケーキの作り方を動画で観てもらう

　料理教室ではありますが、栄養管理室の職員はその場でお手伝いや、アドバイスはできないので、園生がケーキにトッピングを行う前に、動画を観てもらい、その後、自分だけのオリジナルケーキを作成してもらう順序にしました。

　はじめに4種類の動画の撮影を行いました。その後、調理師の編集担当者が画像や調理法などのテロップを入れる編集を行い、4種類の動画が完成しました。

・高速で一気に泡立てる

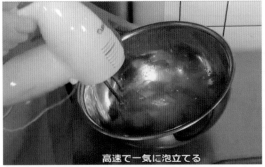

・「の」の字

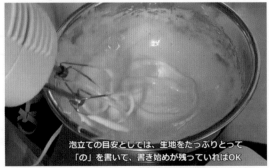

・薄力粉を振るい入れる

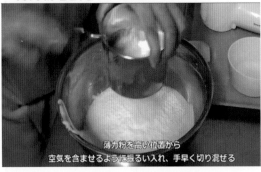

・型に入れている所

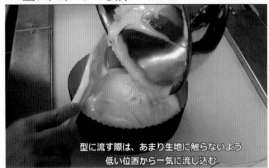

・焼き上がり

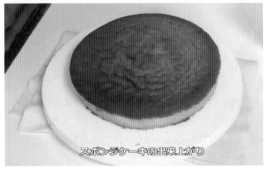

写真2　スポンジケーキの焼き上がるまで

通常の料理教室では、食材の説明の時に作る材料とは別に、小麦粉や砂糖などを園生に手で触って肌で感じてもらいながら進行をしていました。デモンストレーション型では食材の香りや膨らんでいく様子を、楽しんでもらいながら紹介をしていました。

卵の共立ての泡立ちの変化や、薄力粉を振るい入れる場面など、配膳された生クリームを塗る前のスポンジケーキがどのように作られていくかを、少しでも映像で楽しんでもらえるきっかけになると良いと思いました。

生クリームが液体から段々と泡立っていき、ホイップクリームに変化する様子や、生クリームのデコレーションでは、下塗りと本塗りがあることもお伝えできると良いと思いました。

・半分に切るところ

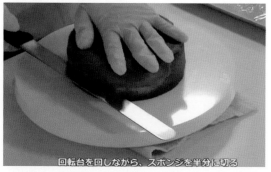

回転台を回しながら、スポンジを半分に切る

・生クリームの泡立て　手前8分

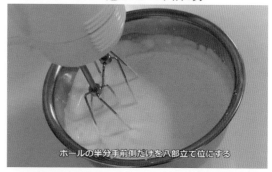

ボールの半分手前側だけを八部立て位にする

・中心に生クリームを塗り、重ねてシロップ塗る

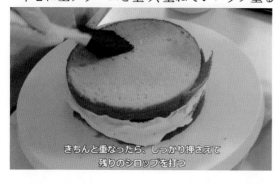

きちんと重なったら、しっかり押さえて
残りのシロップを打つ

・回りの下塗り

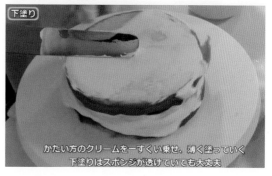

かたい方のクリームを一すくい乗せ、薄く塗っていく
下塗りはスポンジが透けていても大丈夫

・回りの本塗り

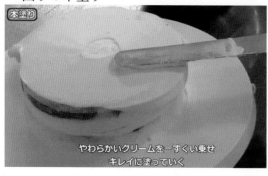

やわらかいクリームを一すくい乗せ
キレイに塗っていく

・完成

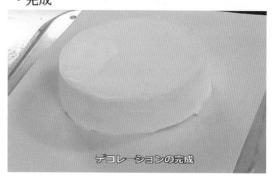

デコレーションの完成

写真3　スポンジケーキのデコレーション

大きいセルクルで作るムースを凝固するためには、ブラストチラーで急冷を行って最低1時間は経ていないと人数分に切ることが難しいです。普段の料理教室では時間がオーバーしてしまうので提供できませんでしたが、厨房で事前に作成することで、ケーキのような形のムースの提供が可能となりました。

・ゼラチン液に牛乳を入れて混ぜる

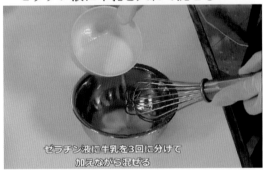

ゼラチン液に牛乳を3回に分けて
加えながら混ぜる

・生クリーム泡立ておわり

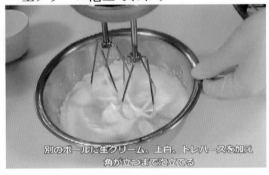

別のボールに生クリーム、上白、トレハースを加え
角が立つまで泡立てる

・卵白メレンゲを合わせる

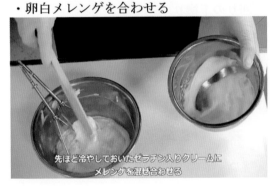

先ほど冷やしておいたゼラチン入りクリームに
メレンゲを混ぜ合わせる

・セルクルに流している所

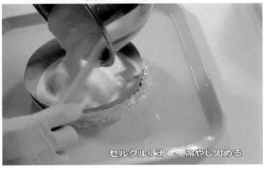

セルクルに流し、冷やし固める

・出来上がりを切ったもの

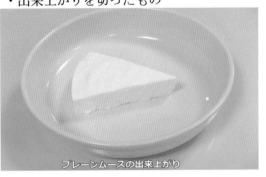

プレーンムースの出来上がり

写真4　プレーンムースの出来上がるまで

・いちごクリーム、ブルーベリーソース、白桃、チョコ

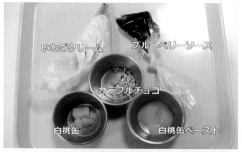

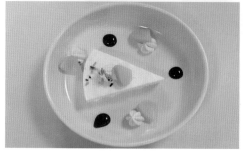

・ブルーベリークリーム、チョコソース、みかん、チョコ

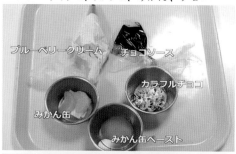

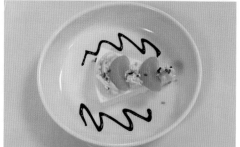

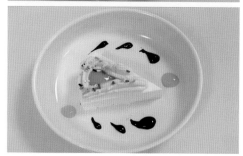

写真 5　盛り付けのご紹介

　園生の目の前に、いきなりお皿に盛り付けられたスポンジケーキやムースに、クリームやソースを好きなようにデコレーションを…と言われて、躊躇してしまわないように、盛り付け例をいくつか作成をしました。盛り付けのご紹介は一例ですので、世界に一つ自分だけの特別な美味しいケーキができますようにと願いを込めました。

③【令和3年4月〜令和4年2月】コロナ禍での料理教室 (実施)

　コロナ禍での料理教室の準備が整い、実施に至りました。

回数	年 22 回予定
中止	2回
人数	1回に5〜10名

【令和4年4月〜令和5年2月】コロナ禍での料理教室 (実施)

回数	年 15 回予定
中止	3回
人数	1回に5〜10名

予定をしていた病棟で陽性者、濃厚接触者が発生した時は、中止となりました。

また、中止とせずに延期として、コロナが落ち着いた時期に改めて実施する機会もありました。

当日の配膳については、準備をする担当者に、1人分の分量や、何に入れて配膳するなど、事前に伝えて当日を迎えました。

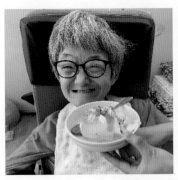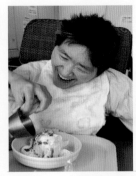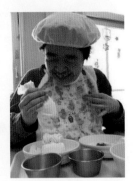

写真6　実際の病棟での料理教室の様子

3 今後に向けて

　料理教室は、通常スタイルとデモンストレーション型と2つの良さを生かして動き出しましたが、1年経過せずにコロナ禍となりました。コロナ禍で制限がある中で、実現可能な料理教室のヒントを療育部の方からいただいたことで、いろいろな提案が生まれていきました。実施に至るまでに準備の段階では、動画を撮影、編集する担当者や、円滑な献立入力と発注、スポンジ（ムース）の作成者、料理教室当日の準備担当など、栄養管理室のいろいろな職員が関わることで、実現しています。

　料理教室当日は、栄養管理室まで病棟の職員が配膳車を受け取りに来られるので、配膳車を渡した後、下膳された配膳車の中のお皿を見て、「ああ。全部食べたんだなぁ。美味しく召し上がれたかな？」と感じていました。後日、病棟の職員から取り組みの様子の写真を観せてもらいました。園生の楽しんで盛り付けている姿や、満面の笑顔でデコレーションをしたケーキと一緒に映る表情豊かな様子を観て、料理の楽しさや盛り付け中の変化を感じて充実していることを実感しました。コロナ禍での料理教室の実施となって、病棟で料理教室に参加している園生の様子を観ることはなかったので、栄養管理室職員への励みにもなりますし、今後も充実した料理教室の継続にもつながります。

　現在は、スポンジ（ムース）作成や、当日準備については作業時間が限られているので、主にデザートバイキングなどを担当する職員に限定しています。今後、様々なメニューに対応できる職員を増やして行くことも課題となります

　昨今では、コロナ禍も落ち着き、療育部の要望を受け、令和6年4月から園生の参加型とデモンストレーション型の料理教室を再開し、コロナ禍での病棟配膳型の料理教室と合わせ

て、3種類のパターンから選択をして実施する運びとなりました。今後も、ひとつの形式に拘らず、多様性な発想を提案できる環境作りを行い、料理教室を継続していきたいです。

Ⅲ章

コロナを超えて

秋津療育園における「COVID19」への取り組み

〜2020年3月から2023年12月までの経過〜

秋津療育園療育部部長　布施谷 咲子

1 はじめに

　2020年2月より、日本での新型コロナウィルスの感染流行を認めてから約4年が経過しようとしています。2023年5月までに日本の感染者数は3,380万人を超え、国民の3〜4人に1人が感染し、約7万4千人以上の方が亡くなっています。一方でこの間対策も進みました。ワクチンが開発され接種が普及したことに加え、治療薬も確立され死亡率も減少しました。新型コロナウィルス感染症は未知の疾患から治る疾患となり、2023年5月には2類感染症から5類感染症にフェーズが下がりました。

　この間、秋津療育園では10回の新型コロナウィルス感染症の発症を経験し、様々な感染症対策が求められました。また利用者の生活や療育活動も、感染対策を第1に限られた状況の中での支援であったため、棟毎に工夫を凝らし対応してきました。新型コロナ感染症発症の経過と共にこの間の取り組みについて報告します。

利用者の状況

秋津療育園 ：＊病床数 ：178床 （長期入所：175床 短期医療入所：3床）
＊平均年齢 ：52歳1ヶ月 （最年少:3歳 最年長:79歳）
＊平均在園年数:32年2か月

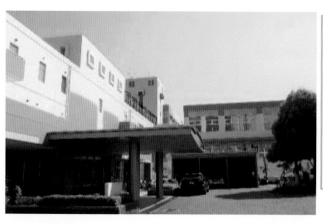

＜大島の分類＞					IQ
21	22	23	24	25	80
20	13	14	15	16	70
19	12	7	8	9 **2名**	50
18	11	6 **3名**	3 **4名**	4 **11名**	35
17 **2名**	10 **7名**	5 **2名**	2 **41名**	1 **101名**	20
走れる	歩ける	歩行障害	座れる	寝たきり	0

（2023年12月4日現在）

　秋津療育園は、医療型障害児入所施設と療養介護事業所としての役割を併せ持ち、病床数178床の施設です。2023年7月に創立65周年を迎えました。当園利用者の特徴としては、平均在園年数が32年、平均年齢も52歳を超えて高齢の方が多いという事と、一方動く重症児者、

走れる方も入所されているという事が挙げられます。

各棟の状況

棟体制	第1棟/49+3床	第2棟/56床	第3棟/40床	第4棟/30床
病床区分	一般病床	療養病床	療養病床	一般病床
看護体制	10:1	20:1	20:1	10:1
職員人数(名)	62(看護30)	50(看護16)	40(看護12)	33(看護18)
超・準超重症児数(名)	超重症児者:16 準超重症児者:23	準超重症児者 8	準超重症児者 3	準超重症児者 14

（＊超重症児:18名・準超重症児48名）2023年12月1日現在

（当園の感染対策上の課題）
・利用者の平均年齢が高い(52歳1ヶ月)・50歳以上が60%を超え、内70歳以上が21名
・ハード面:全棟に個室がない。大部屋で各入所者スペースが狭い
　　　　　　:2, 3棟がつながり、3棟へは2棟を通っていく
（コロナ禍以前）職員の動線の問題(職員ロッカー、休憩室が職種別であり、全棟入り混じる)
　　　　　　職員食堂:全職種が入り混じり、対面、セルフサービス式
＊当毎のロッカー・職員食堂使用法を配膳式職員食事・対面中止・黙食への変更

　当園は4つの棟があり、1・4棟は一般病床、2・3棟は療養病床となっています。今回感染対策に取り組む上で当園の課題にぶつかりました。ハード面において全棟に個室がありません。一部屋8～10床がほとんどで各入所者のスペースが狭い上、療養棟がつながっており通常3棟へは2棟を通って行きます。またコロナ以前は職員ロッカー・休憩室は職種毎、職員食堂もセルフサービス式、対面で楽しく会話しながら食事をしていました。

　コロナの感染対策で"3密を避ける"と共に、先ず取り掛かったのが、職員の動線を棟毎に分ける事により感染のリスクを下げる事でした。ロッカー・休憩室を棟毎に編成し直し、食堂を配膳式とし対面の椅子を除去し、皆一方向に向いて黙食への変更をしました。また職員の意識付けのため毎日昼に全館放送でマスク・手洗い・手指消毒・3密を避ける・換気・黙食の徹底について周知しました。利用者は自ら感染する事はありません。利用者が感染するということは職員が持ち込んだという事だからです。この重度の障害を持ち抵抗力の弱い利用者がコロナに罹ったら・・。未知の新型コロナウィルスは職員、特に直接処遇職員にとって恐怖以外の何物でもありませんでした。「園にコロナを持ち込まない」を念頭に毎日職員は体温チェック・体調がすぐれない時は、当園の医師の診察を受けるまで病棟に入らない。いざコロナが入ったときに備え、N95マスクはじめ防護具の備蓄を開始。新型コロナウィルス感染マニュアルの作成にて各部署の動きの確認・各棟にて発生時の出入口・園に宿泊できる職員の確認、園内宿泊場所の確保等をしました。しかし水際対策も突破し、2020年12月新型コロナウィルスは園に入って来ました。

コロナ発生による病棟閉鎖の状況

	期間	病棟	利用者	職員
①	2020/12/10〜2021/1/27	2棟	4名 1名逝去	1名
②	2021/8/8〜2021/8/30	2棟	9名	7名
③	2022/7/22〜2022/8/29	2棟	1名	3名
④	2022/8/1〜2022/8/22	4棟	30名 1名逝去	15名
⑤	2023/1/5〜2023/2/2	3棟	36名	11名
⑥	2023/1/9〜2023/2/13	2棟	35名	17名
⑦	2023/5/9〜2023/5/29	1棟	14名	17名
⑧	2023/6/11〜2023/6/23	2棟	2名	3名
⑨	2023/7/1〜2023/7/12	3棟	2名	2名
⑩	2023/9/16〜2023/10/6	2棟	7名 1名逝去	6名

秋津療育園　新型コロナ感染者数

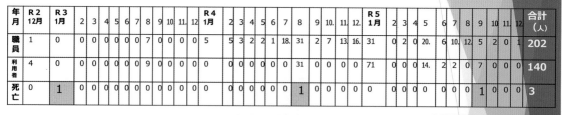

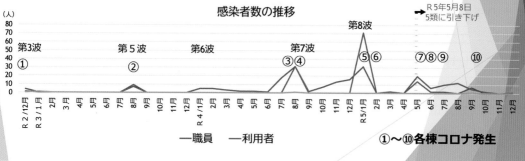

感染者数の推移

　当園のコロナ発生状況と感染者数の推移をまとめました。4年近くの間に各棟において10回のコロナ発症がありました。当園に初めて新型コロナウィルス感染症が発症した①から⑥までが、日本国内コロナ流行の第3波から第8波にシンクロしています。また令和5年5月8日新型コロナウィルス感染症が第2類から5類にフェーズが引き下げられた後、国内の動向は明らかではありませんが当園では⑦〜⑩の発症がありました。令和2年12月発症から令和5年12月末までの間に、罹患者は延べ利用者140名、職員202名です。利用者の8割弱、職

員の7割が罹患したことになります。

　利用者140名の罹患者の内、3名の方がコロナ関連で逝去されましたがいずれも60代の方でした。

② 当園における新型コロナ感染対策の経過

▶ 当園における新型コロナ感染症対策の経過　1　　[　　　]（コロナ発症）

	2020年度	2021年度
（2月～3月）	新型コロナウィルス感染症の園内の現任研修 卒業式入学式の延期、ボランティア、家族面会、歯科受診中止	
4月	毎日全館放送開始（手洗い消毒、換気、密、不要外出を避ける、黙食） 職員の出勤時検温、体調チェック・療育部コロナ発症マニュアル作成	入学式をオンラインで実施 職員：1回目のワクチン接種
5月	御家族のオンライン面会開始　・　4月～職員食堂席の対面中止。席数も減らす。黙食	職員：2回目のワクチン接種 利用者：65歳以上対象1回目のワクチン接種
6月	園内各棟運動会中止、園外療育中止	利用者：65歳以上対象2回目のワクチン接種 全職員対象唾液によるPCR検査提出（全員陰性）
7月	歯科受診、耳鼻科受診再開（感染予防対策の徹底）	利用者：16歳以上64歳以下対象1回目ワクチン接種 7/12全職員対象唾液によるPCR検査提出（全員陰性）
8月	職員ロッカーの編成（職種毎→棟毎に変更）棟間で交わらない 短期入所者の入院時コロナ抗原検査開始	第2棟　8/8新型コロナ発症。8/14までに利用者9名、職員7名罹患。 8/15以降発症なし。転院エントリーするも転院不可。利用者園内にて治療し回復。　② 8/30病棟閉鎖解除 8月～9月全職員対象唾液によるPCR検査実施中（毎週提出）
9月		8月に利用者：16歳以上64歳以下対象2回目ワクチン接種（9/3終了） 9/3利用者：12歳以上16歳未満対象1回目ワクチン接種開始
10月	御家族の直接面会を1回に限り実施（健康チェック、感染対策徹底）	御家族の直接面会を1回/月に限り実施（健康チェック、感染対策徹底
11月	11/24直接面会中止（オンライン面会は継続中）	
12月	第2棟　12/10新型コロナ感染症発症。入所者4名職員1名罹患。早期より転院エントリーし、3名転院。保健所立ち入り。12/17以降発症なし	職員：3回目のワクチン接種開始
1月	1/6転院した3名のうち1名が転院先で肺炎で逝去。他回復した。　① 1/27病棟閉鎖解除　※園内PCR（LAMP法）検査設置開始	利用者：65歳以上対象3回目のワクチン接種開始 1/7直接面会中止
2月	2棟：学生オンライン授業、オンライン面会再開	
3月	卒業式をオンラインで実施	

▶ 当園における新型コロナ感染症対策の経過　2　　[　　　]（コロナ発症）

	2022年度	2023年度
4月		※2023年5/8新型コロナ感染症が2類→5類に引き下げ
5月		第1棟5/9～5/29新型コロナ感染症発症（利用者14名、職員17名）　⑦
6月	6/6直接面会開始（1回/月） 利用者：4回目のワクチン接種開始（18歳以上）	第2棟6/11～6/23新型コロナ感染症発症（利用者2名、職員3名）　⑧
7月	7/17直接面会中止	第3棟7/1～7/12新柄コロナ感染症発症（利用者2名、職員2名）　⑨ 6回目ワクチン接種開始
8月	第2棟7/22～8/30新型コロナ感染症発症（利用者1名、職員7名）　③ 第4棟　8/2～8/22新型コロナ感染症発症（利用者30名、職員15名罹患し 利用者1名コロナによる肺炎にて逝去）御家族転院希望せず　④	
9月	＊PCR検査　NEAR法（ID　NOW設置）開始	第2棟9/16～10/6新型コロナ感染症発症（利用者7名、職員6名罹患し⑩ ※利用者1名コロナ感染による急性腎不全にて逝去）
10月	直接面会開始（1回/月）	
11月	11/30直接面会中止（オンライン面会は継続中）	7回目ワクチン接種開始
12月	利用者、職員5回目のワクチン接種開始、　⑤	7回目ワクチン接種ほぼ終了
1月	第3棟1/5～2/2新型コロナ感染症発症（利用者36名、職員11名）重症化なし 第2棟1/9～2/13新型コロナ感染症発症（利用者35名、職員17名）同上　⑥	
2月	5回目ワクチン接種ほぼ終了	※直接面会は2022年3月からコロナ発症した棟は除き 継続（閉鎖解除後は直接面会施行。）オンライン面会も継続
3月	3/1直接面会開始 3/17オンライン卒業式（親同席1棟）	

当園の感染対策とコロナ発症の経過です。2020年2月から新型コロナウィルスの現任研修を開始。そして3月には家族面会を中止しました。5月からオンライン面会を開始し、御家族に今日まで利用して頂いております。2020年12月に園内に初めて新型コロナウィルスが入ってきましたが、翌年2021年1月には園内にてPCR検査（LAMP法）が入ったことにより、それまで検査機関に送っていた検査が園内で可能となり、判定時間が格段に短縮されました。2021年4月から1回目のワクチン接種が先ず職員から開始され2021年末には3回目のワクチン接種が開始されたこと、2022年9月にはPCR検査(NEAR法)の検査機器ID NOWが入り、個別でしかできない検査ですが15分程で判定できるようになったことは、その後の判定に大きく役立ちました。

　また都の要請で全職員の週1回の唾液PCR検査提出が2021年8月11日より開始されたことも早期発見・早期対策と、職員の意識行動の抑止力に繋がっていると思われます。2022年にはワクチン接種の4回目・5回目が終了。そして2023年5月8日、遂に新型コロナウィルス感染症は第2類感染症から第5類にフェーズが下がりました。その後もワクチン接種は進み7月に6回目、11月に7回目が始まり、2023年末にはほぼ7回目の接種が終了しました。

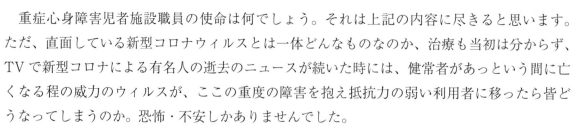

重心施設職員の使命
1、利用者の命と健康を守ること
2、利用者の生活を守ること
3、利用者人生を豊かにすること
4、御家族の願い、思い・・と共にある
＊1が最も重要

　重症心身障害児者施設職員の使命は何でしょう。それは上記の内容に尽きると思います。ただ、直面している新型コロナウィルスとは一体どんなものなのか、治療も当初は分からず、TVで新型コロナによる有名人の逝去のニュースが続いた時には、健常者があっという間に亡くなる程の威力のウィルスが、ここの重度の障害を抱え抵抗力の弱い利用者に移ったら皆どうなってしまうのか。恐怖・不安しかありませんでした。

しかし新型コロナウィルスは園に入って来てしまいました。私達は先ず利用者の命と健康を守るために飛び込みました。命と健康あってこその生活、豊かな人生であると言えます。そしてそこには意志を伝えられない利用者の代弁者である御家族・後見人の願いと共にあるこ

とが必要です。その命と健康を守る事を最優先に新型コロナウィルス感染対策に取り組んで行きました。

3 新型コロナウィルス感染症発症と対策の実際

	1回目発症（2020,12/10～2021,1/27）	2回目発症（2021,8/8～8/30）
発端の発症	12/10職員1名外部にて陽性確認連絡あり。	8/8利用者1名 吐血によるショックにて他病院入院。入院時検査にて判明
感染者数	2棟：利用者4名　職員1名	2棟：利用者9名　職員7名
利用者症状	利用者全員発熱	利用者5名無症状、1名外部入院（吐血）1名発熱、1名食思不振1名、1名心悸亢進
転院	保健所の指導、発症後～5日で3人転院（1部屋陽性者隔離室）	不可　（棟内2部屋を陽性者隔離室）
治療と結果	早期より治療薬　アビガン 投与（4名）1名除き回復 ※発症2日で転院した1名は転院先で発症　22日目に肺炎で逝去（棟外への拡大なく収束）	早期より入院名除きアビガン投与（8名）全員回復 有症者に ロナプリーブ抗体カクテル療法（3名）にて翌日症状消失　（棟外への拡大なく収束）
保健所	2回来園。現場で直接指導（ゾーニング修正、PPE着脱、換気）	電話で確認
検査	園内抗原検査、外部へPCR検査提出：判定に時間要す スクリーニング 陰性者の追跡検査にて7日目で最終発症者は終了 職員；発端となった職員以外感染者はな（陽性者担当の感染なし）	園内にてPCR（LAMP法）検査施行：数時間で判定 スクリーニング 陰性者の追跡調査にて7日目で最終発症者は終了 ＊入所者最終発症4日目で終了陽性者担当の感染なし）
発症前の状況	ワクチンなし 全国的に第3波の流行	＊ワクチン接種4月5月で全職員1回目ワクチン接種済 利用者16歳以上は1回目終了、2回目9名残し終了 利用者12歳以上16歳未満4名未接種 ＊全職員対象唾液によるPCR検査提6月7月1回：結果陰性
物品の問題	感染対策物品不足 都に要請し受領、他重心施設より寄付 ゴミ回収：当初多量の廃棄物放置（対応部署の不明確さ 洗濯物の回収法	全国的に第5波の流行

初回の発症は、職員が外部医療機関でコロナ陽性との報告から始まりました。スクリーニングで利用者への拡大が判明し、保健所職員来園。感染対策の指導と陽性利用者の転院を進められ実施しました。内1名は発症翌日に転院しましたが、発症22日目に転院先でコロナによる肺炎で逝去されました。直ぐに転院できても助からないことにショックを受け、知らない環境での治療と見慣れない職員の中で、御家族と面会もできずに亡くなられた利用者のことを思うと胸が痛みました。職員一同心より御冥福をお祈りするしかありませんでした。

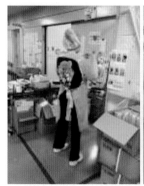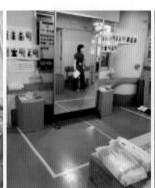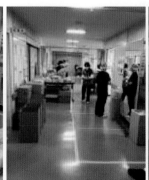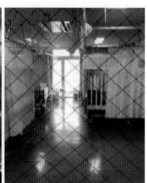

新型コロナ感染症発症時の棟内の様子

	3回目発症（2022,7/22〜2022,8/30)	4回目発症（2022,8/1〜8/22)
発端の発症	職員1名コロナ陽性確認	利用者名発熱にてコロナ陽性確認
感染者数	2棟: 利用者1名 職員7名	4棟: 入所者30名(全員) 職員15名
利用者症状	利用者1名:発熱、喘鳴、粘稠痰	利用者:陽性者30名中、陽性確認後すぐに治療開始したが3名が呼吸器症状を呈し、1名は発症後4日目に逝去。発端の発症から6日目に30名全員陽性となる。他回復
転院	不可	不可 (1名転院エントリーしたが不可)
治療と結果	治療薬 レムデシビル点滴療法、酸素使用 回復 (棟外への拡大なく収束)	入所者25名:ラゲブリオ(モルヌピラビル) 内服 12名:ベルクリー(レムデシビル) 点滴 (7名:内服・点滴併用)
保健所	電話、FAXにて	電話、FAXで確認
検査	園内PCR(LAMP 法)検査施行 ＊入所者発症1名(7/31、コロナ陽性確認以後発症なし。	園内にてPCR(LAMP法)検査施行 スクリーニング、陰性者の追跡調査にて職員8 /9最終発症)
発症前の状況	2022年6月以降4回目のワクチン接種開始 全職員対象唾液による PCR検査提出（週1） を2021年8月より継続	2022年6月29日より4回目接種中(園生85%接種済 職員半数以上接種済) 全国的に第7波の流行
問題	全国的に第7波の流行	利用者が短期間に全員陽性となり、職員も短期間に5名陽性(33名中)にて他棟よりNs1支援員 1名応援要請

3回目の発症は軽く済みました。そして4回目の発症は動く重症児者が多い棟で、一人目の陽性者発症から、あっという間に短期間で利用者全員が陽性となり、治療しましたが1名は新型コロナによる肺炎にて逝去されました。60歳台でこれまで誤嚥性肺炎を繰り返された方でした。転院は御家族が望まず、希望されたとしてもどこも逼迫し転院できない状況でした。当園にて御逝去された後、納体袋に納め納棺したところで、御家族が納体袋の上から御顔を見てお別れして頂きました。職員も半数近く罹患したため、他棟からの応援を要請し、何とか利用者の生活を守ることができました。

	5回目発症（2023,1/5〜2023,2/2)	6回目発症（2023,1/9〜2/13)
発端の発症	利用者1名コロナ陽性確認	利用者名発熱にてコロナ陽性確認
感染者数	3棟: 利用者36名 職員11名	2棟: 利用者35名 職員17名
利用者症状	発熱・鼻汁・咳嗽・	発熱・鼻汁・咳嗽
転院	なし	なし
治療と結果	陽性利用者全員治療薬服: ラゲブリオ 22名 パキロビッドパック 13名 ゾコーバ 1名 重篤化せず回復	陽性利用者全員治療薬内服 ラゲブリオ 28名 パキロビッドパック 7名 重篤化せず回復
保健所	電話、FAXにて	電話FAXにて
検査	園内PCR(LAMP 法)＊(NEAR法)導入 検査施行 外部検査機関使用 ＊スクリーニング、陰性者の追跡検査施行 利用者最終発症:1/16	園内PCR(LAMP 法)(NEAR法) 検査施行 外部検査機関使用 ＊スクリーニング、陰性者の追跡検査 ,施行 利用者最終発症:1/29
発症前の状況	2022年12月以降5回目のワクチン接種開始 全職員対象唾液によるPCR検査提出(週1) を 2021年8月より継続 全国的に第8波の流行	2022年12月以降5回目のワクチン接種開始 全職員対象唾液によるPCR検査提出(週1)を 2021年8月より継続 全国的に第8波の流行
物品の問題	なし	なし

5回目、6回目の発症では治療も確立され、感染者数は多かったけれど重篤化せず回復することができました。園内のLAMP法に加えNEAR法のPCR検査機器も入り園内検査が充実し、外部検査機関もフルで使用し早期発見・対応可能となりました。

	7回目発症（2023,5/9～2023,5/29）	8回目発症（2023,6/11～6/23）
発端の発症	利用者1名コロナ陽性確認	職員1名、週一唾液PCR検査にてコロナ陽性確認
感染者数	1棟：利用者14名　　職員17名	2棟：　利用者2名　　　職員3名
利用者症状	発熱・咳嗽・呼吸器症状	発熱・
転院	なし	なし
治療と結果	陽性利用者治療薬内服：ラゲブリオ　3名 　　　　　　　　　　ゾコーバ　10名 　　　　治療薬点滴：ベクルリー　1名 点滴管理　3名いたが　重篤化せず回復	陽性利用者全員治療薬内服：ゾコーバ2名 1名症状なく、1名も2日で解熱した（重篤化せず回復　）
保健所	電話、FAXにて	電話FAXにて
検査	園内PCR（LAMP 法）（NEAR法）検査施行 外部検査機関使用 ＊スクリーニング、陰性者の追跡検査施行 利用者最終発症：5/13	園内PCR（LAMP 法）（NEAR法）検査施行 外部検査機関使用 ＊スクリーニング、陰性者の追跡検査，施行 利用者最終発症：6/11
発症前の状況	全職員対象唾液によるPCR検査提出　（週1） を2021年8月より継続 ※2023年5/8に新型コロナ感染症は2類から5類に引き下げらた。園内では感染対策を引き続き継続	全職員対象唾液によるPCR検査提出　（週1） を2021年8月より継続
物品の問題	なし	なし

　7回目の発症は新型コロナ感染症が第2類から5類にフェーズが下がった直後でした。7回目、8回目とも治療薬にて比較的症状も軽く済み回復されました。

	9回目発症（2023,7/1～2023,7/12）	10回目発症（2023,9/16～10/6）
発端の発症	職員1名週一唾液PCR検査にてコロナ陽性確認	職員1名週一唾液PCR検査にてコロナ陽性確認
感染者数	3棟：利用者2名　　　職員2名	2棟：　利用者7名　　　職員6名
利用者症状	発熱・咳嗽・呼吸器症状	発熱・呼吸器症状
転院	なし	なし
治療と結果	陽性利用者治療薬内服：ラゲブリオ　2名 重篤化せず回復	陽性利用者全員治療薬内服：ゾコーバ 　　　　　　　　　　　　　：ラゲブリオ　利用者1名を除き6名は重篤化せず回復 ＊1名が新型コロナ感染症による急性腎不全にて逝去（発症後治療薬内服したが高熱・呼吸器状態悪化。酸素点滴管理も急激に全身状態悪化し発症翌日に　逝去）
保健所	電話、FAXにて	電話FAXにて
検査	園内PCR（LAMP 法）（NEAR法）検査施行 外部検査機関使用 ＊スクリーニング、陰性者の追跡検査施行 利用者最終発症：7/1	園内PCR（LAMP 法）（NEAR法）検査施行 外部検査機関使用 ＊スクリーニング、陰性者の追跡検査，施行 利用者最終発症：9/22
発症前の状況	全職員対象唾液によるPCR検査提出　（週1） を2021年8月より継続	全職員対象唾液によるPCR検査提出　（週1） を2021年8月より継続 2024年3月までは実施予定
物品の問題	なし	なし

　9回目の発症はほぼ拡大無く収束できました。10回目の発症は、利用者の1名が、発症された翌日に新型コロナウィルス感染症による急性腎不全にて逝去されました。60歳代後半の

方でした。発症後治療薬投与しましたが、あっという間に全身状態が悪化し助ける事ができませんでした。新型コロナのフェーズも下がり、他の方が比較的軽症で回復されている中、何故？と職員も戸惑い、ショックを隠せませんでした。基礎疾患を持ち重度の障害を抱えている重症児者にとっての罹患が、いかに危険かまざまざと思い知らされた症例でした。今はただ心より御冥福をお祈りするばかりです。

コロナ禍の療育

1 コロナ発症前

①利用者の生活を守り心と体の健康に努める
- ・日々の感染予防と健康チェック・・観察と発熱時の検査
- ・環境整備　　　　　　　　　・・・職員意識（くつろげる環境）、換気、消毒、3密避ける
- ・生活の援助　　　　　　　　・・・集合型から居室での生活、固定した職員配置での衣食住介護、ヘ

②安全な日中活動の実施　　　・・・ICT使用した活動、オンライン授業, 卒業式, 入学式個別活動
- ・集合しない活動　　　　　　・・・居室での活動、クリスマスのオンライン礼拝、
- ・ストレスの軽減につとめる　・・・音楽、映像、会話、自傷行為増→環境設定、園庭に出る、散歩

③面会のできない家族、後見人に情報提供し現状を共有する
- ・オンライン面会　　　　　　・・・2020年5月〜困難な方には園でのオンライン面会実施、電話
- ・お便り　　　　　　　　　　・・・入所者の状況、写真、療育のお知らせ
- ・状態変化時の電話連絡　　　・・・個別対応で変化に応じて実施
- ・後援会三役の方々との情報交換会・・・代表の方々と情報交換会（毎月実施）
- ・直接面会の実施　　　　　　・・・感染状況により可能時期に実施

2、コロナ発症時

①感染拡大を防ぐ　病棟閉鎖・部屋毎の隔離ゾーニング・換気・職員PPE着脱・スクリーニング
追跡検査・使い捨て容器にて配膳（栄養管理室）・環境の消毒
感染対策に沿ったゴミ・洗濯物の回収と補充

保健所への報告・指導に沿った感染対策

②利用者の生活を守る　（衣食住は確保）
食事面では食事内容の変更と経管栄養剤一部使用・食事時間変更
入浴→清拭に変更
業務調整・超過勤務・勤務体制の変更（3交代から2交代）
職員の欠員が多いとき・・他棟から応援要請（看護科名・支援科1名）にて
業務は回すことができた。
＊日中活動は援助できないが、音楽、映像等は利用した。

③御家族との情報共有　コロナ発症・経過・収束のお便り、個別の連絡、後援会代表への連絡
直接面会の実施・・状況に応じ実施
さくら連絡網（スマートフォンを持つ御家族への一斉メール）2023年1月30日〜

コロナ禍の御家族・後見人様の直接面会状況（1回/月・・1回2名まで）

1、2020年10/16〜11/24・・・・・・・・・・・・・・・・利用者35名の御家族・後見人が利用（1回）

2、2021年10/18〜2022年1/7・・・・・・
- 10月：利用者 39名 の御家族・後見人利用
- 11月：利用者 57名 の御家族・後見人利用
- 12月： 46名
- 1月： 10名

3、2022年6/8〜7/17・・・・・・・・・・
- 6月： 41名
- 7月： 23名

4、2022年10/11〜11/30・・・・・・・
- 10月： 18名
- 11月： 30名

5、2023年3/1 〜 12/31・・・・・・・・・・
- 3月： 33名
- 4月： 33名
- 5月： 26名
- 6月： 32名
- 7月： 33名
- 8月： 28名
- 9月： 33名
- 10月： 37名
- 11月： 51名
- 12月： 44名 ＊他オンライン面会は2020年5月より常時実施中

> 2020年3月に直接面会中止後
> 上記 1〜5 の直接面会実施
>
> ※2023年3月からは、発症病棟を除き、直接面会を継続中

4 まとめ

　新型コロナウィルス感染症の発症とその対策は正に未知との遭遇でした。恐怖・不安との戦いでしたが、園長の指示のもと職員は臆することなく飛び込んでいきました。利用者の命を守るため、そして業務を回し園生の生活を守るため皆必死で取り組みました。園に寝泊まりする職員、家族に感染させないため、家の庭にテントを張り過ごす職員、勤務を回すために長時間勤務にならざるを得なくとも、皆黙って率先して勤務しました。しかし結果的に60代の3人の方が犠牲になられました。新型コロナウィルス感染症の怖さ、救えなかったという思いは、一生職員の心から消える事はありません。

　ただこの10回の発症によって得る事もありました。発症時の感染対策はトレーニングされました。ゾーニング・防護具の着脱、スクリーニング・追跡検査の実施は体で覚え発生後の対応が迅速になりました。これはこれからも活かしていける事です。

　2024年、今でこそ感染予防対策物資は常時利用可能な状態ですが、2020年の発生時までは感染物品も不足し、縫製科で職員3枚ずつガーゼマスクを作り配布したこともありました。また発生直後、保健所職員の方が、忙しい中2回来園して下さり、具体的な感染対策と転院エントリーの指示を下さったこと、感染防護具が不足して都と島田療育センターから感染防御物資を頂いたこともありました。本当に感謝しかありません。保健所・都・都内重心施設の皆様との連携がいかに重要で有難いことか実感しました。

　新型コロナウィルス感染症対策に取り組んで4年が経過しようとしています。今後も職員間の協力と連携、御家族との連携・そして地域・行政との連携を大切に利用者の命と健康、生活を守り、充実した人生のために取り組んでいきたいと思います。

「Covid-19」感染流行下における 重症心身障害者施設職員のメンタルヘルスケア

秋津療育園元看護師　**菊 池 晋**

1 感染症流行下におけるメンタルヘルスケアの重要性

2005年の厚生労働省の報告（厚生労働省，平成16年度国民生活基礎調査の概況）によると、「社会福祉・介護事業」「医療業」は他の職種と比べて、精神障害による労働災害保険請求件数が多く、メンタルヘルスへの影響が大きい職種であるというデータがあります。それに加えて、昨今の心理的・社会的な影響の高い「Covid-19」感染の流行によって、メンタルヘルスケアの重要性はより高まっています。

重症心身障害者施設では、「Covid-19」感染者が発生した場合、利用者の自発的な感染対策が難しいことや、介助の際に接触の機会が多いことなどの理由から、クラスターが発生しやすい環境にあります。また、重症心身障害者には、「Covid-19」感染時に重症化する可能性が高いという特徴があります。「Covid-19」感染の流行下で重症心身障害者施設に勤務する職員には、心理的ストレス反応とストレッサーに特徴があると考えられます。

そして、重症心身障害者施設職員の心理的ストレス反応の傾向とストレッサーの特徴を考察していくことで、必要となるメンタルヘルスケアについて明らかになると考えられます。

2 ストレッサー尺度の作成

近年、「Covid-19」ほど社会的に影響の大きい感染症の流行はなく、研究も少なかったため、新しく独自のストレッサー尺度を作成しました。

（1）方法

○ストレッサー項目の作成　　○データの集計
○因子分析　　　　　　　　　○ストレッサー尺度の作成
○信頼性の検証　　　　　　　○妥当性の検証

（2）集計

対象者は、秋津療育園で勤務する病棟職員173名（看護科・支援科）。回答期間は2021年9月14日-10月14日（病棟に「Covid-19」陽性者が利用者、職員に存在していないという同一

の環境下）で集計しました。

（3）結果

　質問紙として、心理的ストレス反応尺度の「SRS-18」と、作成したストレッサー項目のふたつのアンケートを対象者に配布しました。対象者 173 名のうち、131 名から有効な回答を得ました。

　因子分析を行い、ストレッサー尺度を作成しました。因子分析の結果、最終的にストレッサー項目は 39 項目となり、その 39 項目を「業務負担」「人間関係」「日常制限」「家庭感染」の 4 因子に分類しました。

　4 つの因子の α 係数は高く、信頼性が高い尺度となりました。また、心理的ストレス反応尺度の「SRS-18」との間に有意な正の相関が見られたため、作成したストレッサー尺度は妥当性の高い尺度であると言えます。

　以下、4 つの因子とストレッサー項目です。

【業務負担】

・利用者が自発的に感染対策を行えない

・距離が密接になってしまう介助がある

・飛沫を浴びる介助がある

・他職員が感染症を持ち込んでしまう不安

・利用者に重症化のハイリスク群が多い

・多床部屋での感染対策が難しい

・感染症の情勢や、社会の状況が変化していく

・業務が増えた

・標準予防策の徹底

・業務が変化していく

・他職種と比べて、行動に気を配ることが求められる

・療育活動が十分に行えない

・自分が職場に感染症を持ち込んでしまう不安

・入園や外部受診など、利用者が持ち込む不安

・消毒の回数が増えた

・業務に制限を感じながら働いている

【人間関係】

・上司や同僚に相談ができない

・職場の人間関係が悪化した

・働いていても認められないと感じる

・ひとから避けられているように感じる

・他職員とのコミュニケーションが取りにくい

・家族の人間関係が悪化した

・物品が不足している

・経済的負担を感じる

・利用者から病棟の変化の理解を得られない

・仕事のやりかたに柔軟性を持たせることができない

・家事の負担が増えた

・モチベーションを保つことが難しい

・感染予防対策に職員間で認識に差がある

・利用者の家族から理解を得ることの困難さ

【日常生活】

・友人と会えない

・外出を含む日常生活の制限

・外出自体への抵抗

・日常生活での閉塞感

・感染することへの恐怖

・休日の過ごしかたがマンネリ化している

・気分転換の機会が減った

【家庭感染】

・家族が家庭に感染症を持ち込む不安

・家庭に自分が感染症を持ち込む不安

3 どれくらいストレスを感じているのでしょうか？

（1）心理的ストレス

　「SRS-18」という心理的ストレス反応尺度によって、「Covid-19」感染流行下における重症心身障害者施設職員が、どれくらい心理的な負担を抱えているのか調べました。

　「SRS-18」は、18項目の質問を0-3点で回答してもらうアンケートで、心理的ストレスの程度を「高い（32点以上）」「やや高い（20-31点）」「普通（8-19点）」「弱い（0-7点）」で分類されます。

今回のアンケートの結果、対象者131人のうち心理的ストレス反応は「高い」が15名、「やや高い」が28名、「普通」が37名、「弱い」が50名となりました。心理的ストレス反応が「普通」以上は全体の約3分の2となり、「高い」「やや高い」の割合では全体の約3分の1となります。結果は図1に示します。

　以上の結果から、多くの職員が高い心理的な負担を抱えていると言えます。

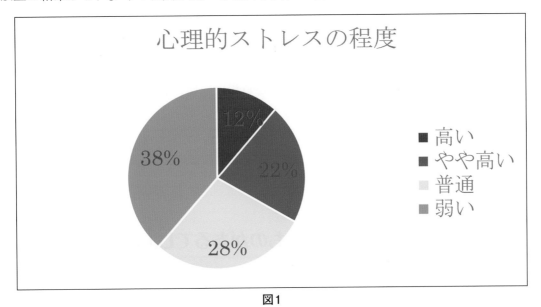

図1

（2）心理的ストレス反応

　「SRS-18」の質問項目は、先行研究（鈴木伸一・嶋田洋徳・三浦正江・片柳弘司・右馬埜力也・坂野雄二, 新しい心理的ストレス反応尺度（SRS-18）の開発と信頼性・妥当性の検討, 行動医学研究, 1997年）から「抑うつ・不安」「不機嫌・怒り」「無気力」の3つの因子に分類することができます。

　心理的ストレス反応の得点の分類をした「高い」「やや高い」「普通」「弱い」のなかで、それぞれの3つの因子毎の平均得点はどのようになっているのか図2（小数点第3位以下切り捨て）に示しました。

	抑うつ	怒り	無気力
高い	12.2	12.8	13.1
やや高い	8.9	7.4	9
普通	4.2	4.4	4.8
弱い	2.1	2.2	3

図2

日本では 2020 年 1 月 15 日に最初の「Covid-19」の感染者が確認され、東京を含む 7 都道府県で史上初の緊急事態宣言があったのは同年の 4 月 7 日でした。今回のアンケートは 2021 年 9 月 14 日 -10 月 14 日の回答期間で行っており、約 1 年半の感染流行が続いていたという状況でした。「Covid-19」感染の流行が長期化していることによって、燃え尽き症候群や、無気力症候群に陥っている可能性があります。そのことが、全体として「無気力」が高い傾向にあるという結果に繋がったのだと考えられます。

　また、心理的ストレス反応が「普通」「弱い」では、「抑うつ・不安」「不機嫌・怒り」が低くなっており、心理的ストレス反応が「高い」「やや高い」では、「抑うつ・不安」「不機嫌・怒り」が高い傾向にあります。そのことから、心理的な負担に適切に対処できていない人ほど、「抑うつ・不安」「不機嫌・怒り」の心理的ストレス反応が起こりやすくなっていると考えられます。抑うつや不安、不機嫌や怒りが顕著に見られる職員には、ストレスコーピングが必要である可能性が高いと言えます。

4　ストレスの原因はどのようなものがあるでしょうか？

（1）ストレッサー尺度

　作成したストレッサー尺度を用いて、「Covid-19」感染流行下における重症心身障害者施設職員にとって、それぞれの因子のなかでどのストレッサー項目の得点が高いのかまとめました。そして、いくつかの考察を得ました。

①　第 1 因子

　ストレッサー尺度の第 1 因子（業務負担）では、「自分が職場に感染症を持ち込んでしまう不安」「利用者に重症化のハイリスク群が多い」「利用者が自発的に感染対策を行えない」「多床部屋での感染対策が難しい」の項目の得点が高いという結果になりました。

　重症心身障害者の特徴や施設の構造が、感染対策を行う上での職員の大きなストレッサーとなっていると考えられます。

②　第 2 因子

　第 2 因子（人間関係）では、「仕事のやりかたに柔軟性を持たせることができない」「モチベーションを保つことが難しい」「感染予防対策に職員間で認識に差がある」の項目の得点が高いという結果になりました。

　職場以外での生活に関するストレッサー項目よりも、職場での人間関係に関するストレッサー項目の点数が高い傾向にあり、メンタルヘルスケアを意識した業務改善や環境作りをし

ていく必要性が高いと考えられます。また、感染対策による業務の変化は、人間関係の悪化にも繋がるとも言えます。

③ 第3因子

　第3因子（日常制限）では「外出を含む日常生活の制限」「気分転換の機会が減った」「休日の過ごしかたがマンネリ化している」の項目の得点が高いという結果になりました。

　「Covid-19」感染流行で日常の制限を強いられており、特に外出が制限されることで気分転換が行えず、感染流行の長期化で過ごしかたも同一になっていることが伺えます。ストレスコーピングのレパートリーを増やすことが効果的なセルフケアに繋がると考えられます。

④ 第4因子

　第4因子（家庭感染）では、「家族が家庭に感染症を持ち込む不安」「家庭に自分が感染症を持ち込む不安」のふたつの項目があります。

　第4因子の平均得点は、「ひとと暮らしている」人に絞ると得点が3.21です。これは、ストレッサー全体の平均得点が2.75であることを考えると、人と暮らしている人にとって、第4因子が大きなストレッサーになっていると言えます（小数点第3位以下切り捨て）。

（2）ストレッサー尺度の分析

　ストレッサー尺度の因子別における、ストレッサー尺度の項目の平均得点を比較すると、「業務負担」で3.09、「人間関係」で2.20、「日常負担」で3.21、「家庭内感染」で2.90となりました。結果は、図3（小数点第3位以下切り捨て）に示しました。

　この結果から、特に「業務負担」「日常制限」は全体的に得点が高く、深刻なストレッサーになっていると考えられます。

	業務負担	人間関係	日常制限	家庭感染
平均得点	3.09	2.20	3.21	2.90

図3

　次に、ストレッサー尺度と心理的ストレス反応尺度の関係を図4（小数点第3位以下切り捨て）に示しました。心理的ストレス反応尺度の得点が「高い」分類に、ストレッサー尺度の「人間関係」因子での平均得点が高い傾向にあるという結果が得られたため、人間関係が良好であることが重要なストレスコーピングとなると言えるでしょう。

	業務負担	人間関係	日常制限	家庭感染
高い	2.95	2.88	3.67	2.93
やや高い	3.24	2.32	3.57	2.98
普通	3.52	1.99	3.05	2.78
弱い	2.98	2.10	3.57	2.94

図4

5 メンタルヘルスケア

　適切な対処行動がとれず、過剰な心理的ストレス反応が継続すると、ストレス障害と呼ばれる様々な障害や疾患へと進んでいきます。ストレス障害には、適応的障害、精神的障害、心身症、燃え尽き症候群、外傷後ストレス障害などがあります。ストレス障害は、日常生活や仕事に支障をきたす恐れがあるため、ストレス障害が起こったあとはもちろんのこと、起こる以前から予防的にメンタルヘルスケアを行っていく必要があります。

　メンタルヘルスケアの方法には、大きくわけてセルフケアと、組織でのケアのふたつがあります。

　セルフケアとは、心の健康を自分自身で行うケアのことです。まずセルフケアで大事なことは心理的ストレス反応に気付くことです。心理的ストレス要因に対する心理的ストレス反応や、心の健康状態について正しく認識できるようにしておくことが重要となります。そして、音楽を聴く、ストレッチをするなど、具体的な自分に合ったストレスコーピングを見つけて実践することが必要です。また、信頼できるひとに相談することや、公的窓口などの社会資源を活用することも、重要なセルフケアとなります。

　組織でのケアには、現実的な問題解決に向けたサポート、感情の発散などの叙情的なサポートが挙げられます。具体的な問題解決に向けたサポートとしては、メンタルヘルスを意識した業務改善や環境作り、個々の事例に応じた支援などがあります。そして、叙情的なサポートとしては、公認臨床心理士による職員の面談や、感情の発散を目的としたカンファレンスなどがあります。

6 最後に

　「Covid-19」感染の流行によって、感染症の流行は「社会福祉・介護事業」「医療業」に従事する人にとって大きな影響があるということが分かりました。

現在、「Covid-19」はワクチンの普及などによって、以前と比べると感染者数の減少や社会的な影響の収まりが見られます。しかし、ハンセン病、ペスト、梅毒、天然痘、結核、コレラ、発疹チフス、インフルエンザ、エイズなど、これまでの歴史から見ても、個人・社会に大きな影響をもたらす感染症に人類は幾度も苦しめられており、将来新たな感染症が流行する可能性は大いにあります。感染症の流行は「社会福祉・介護事業」「医療業」に従事する人にとって大きな心理的な負担をもたらすため、メンタルヘルスケアについて学び、不測の事態に備えておくことが必要となるでしょう。

　また、感染症が流行していない平時においても、病棟の職員の精神面の管理が近年では注目されています。リエゾンナースによる医療現場で働く職員の心理的ストレスの管理やカウンセリングを行うことなど、積極的にメンタルヘルスケアを実践している病院・施設もあります。メンタルヘルスケアの必要性は高まっており、それぞれの職員がセルフケアを実践し、組織的に職員の心理的なサポートを行っていくことが今後も期待されます。職員のメンタルヘルスケアは、職員自身の健康の維持だけでなく利用者への質のよいケアの提供にも繋がることなので、重大な責務と考えるべきでしょう。

【参考資料】
厚生労働省 (2005) 平成16年度国民生活基礎調査の概況 , 厚生労働省ホームページ .
　http://www.mhlw.go.jp/ toukei/saikin/hw/k-tyosa/k-tyosa04/index.html (2024 年 1 月 6 日閲覧)
鈴木伸一・嶋田洋徳・三浦正江・片柳弘司・右馬埜力也・坂野雄二 (1997) 新しい心理的ストレス反応尺度 (SRS-18) の開発と信頼性・妥当性の検討 , 行動医学研究 .
小宮あすか・布井雅人 (2020) Excel で今すぐはじめる心理統計 簡単ツール HAD で基本を身につける (KS 心理学専門書) . 講談社 .
坂野雄二・嶋田洋徳・鈴木伸一 (2005) 学校、職場、地域におけるストレスマネジメント実践マニュアル . 北大路書房 .
日本赤十字社 (2020) 新型コロナウイルス感染症 (COVID-19) に対応する職員のためのサポートガイド .
　http://www.jrc.or.jp/activity/saigai/news/200330_006139.html (2024 年 1 月 6 日閲覧)
東京医科歯科大学精神科 (大学院 精神行動医科学分野) ホームページ , 新型コロナウイルス感染症対策 .
　https://www.tmd.ac.jp/med/psyc/topics/covid-19/index.html (2024 年 1 月 6 日閲覧)
清水裕士・村山綾・大坊郁夫 (2006) 集団コミュニケーションにおける相互依存性の分析 (1) コミュニケーションデータへの階層的データ分析の適用 . 電子情報通信学会技術研究報告 .

秋津療育園療育部次長　**齋藤　孝司**

コロナ禍で工夫した日中活動

　秋津療育園は、65年の歴史の中で長い年月をかけて確立してきた活動がいくつかあります。療育活動は人との関わりを通じ育まれ、地域への参加によって形成されている部分が多くあります。しかし新型コロナウイルスの流行により、他者との関わりや接触など様々な行動制限や様式変更を余儀なくされました。そんな中、できる事は何か、手探りながら実践してきた内容をご紹介いたします。

【主な活動】
戸外活動（商業施設やテーマパーク、博物館などに行く活動）
食育活動（料理教室・ブッフェやバイキング、レストランなど）
季節行事（運動会、納涼会、クリスマス会、文化祭などの行事）
園内活動
などが挙げられます。

1 戸外活動（園外療育）

（1）遠足から園外療育へ

　数十年前はバスを借りて、ご家族と一緒に利用者全員で遠足に行っていました。時代が平成に変わり何年かしたころから、ご家族の高齢化による参加率の低下や利用者の身体状況、安全面から個々に合わせた遠足ということで、小グループに分けて出かける園外療育となった経緯があります。

（2）園外療育活動

　園外療育は年間で30〜40本、約130〜150人の利用者が年度で計画をして、お弁当やおやつ、外食など1日をかけて博物館や動物園、遊園地にショッピングモールなど、様々なところへ出かける大きなイベントとして確立された活動でした。体調面から1日は出かけるのは難しい利用者には、半日園外療育行を行い、雨天用プログラムもしっかりと立案し、天候によって中止にならない企画・実施をしていましたが、コロナ禍になり、人混みや他者との接触、いわゆる3密を避けるため、園外療育を見合わせました。

　園外療育は私たちに置き換えるならば、家族や友達と旅行や、遊ぶ約束をして、その日が

来るまでの間、服は何を着ようか、当日の天気は晴れるかなど「期待感」をもって準備を楽しむことも一つの楽しみだと思います。出かける楽しみだけではなく、目的の場所が決まり日取りが決まって、内容が決まったときから、利用者には期待感や職員とのやり取り、会話など、当日までの過程に大切な要素があります。そういった意味では、それに代わる取り組みや同等の代替えの活動ができたかといえば、正直、あまり打つ手立てがなかったというのが現状です。

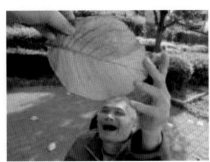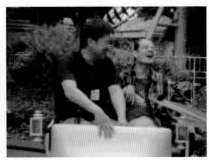

園外療育活動の様子

（3）ドライブ散歩の日常化

　コロナ禍においても近隣の散歩やドライブは実施していたため、バスの乗車人数を少数にしてドライブの本数を増やしました。コロナ発生前の平成28年は、バスが好きで毎日ドライブしていた利用者を除くと、戸外活動で利用したバスの回数が多くて、月に10回程度でドライブのコースは特に決まっていませんでしたが、所要時間やトイレの有無、駐車場利用方法の詳細など近隣施設を調べ直し、目的に合わせ下車し、散策もできる様にドライブ散歩コース表を作成しました。また、その日の天候や季節にあわせ柔軟に対応できるよう、目的地までの所要時間は20分から40分と幅を持たせました。

　令和5年にはバス利用率が月平均30回ほどまで増えました。一人からでも気軽にドライブに行ける環境を整え、バスの利用が手軽になった事で、車に乗って外出する敷居が下がり、バスに乗って出かける事を日常化することができましたが、旅行のような「ドキドキ」とした感覚は「近くの公園と遠くのテーマパーク」と同じように、イベントの規模感をみても、今までの代わりにはならないと再認識する機会になりました。

（4）園外療育の意味

　同じ外へ行く事にも色々な意味があります。気分転換であったり、普段と違った景色を楽しむであったりといったことがあります。しかし、目的地まではあくまで過程であり、行った先で何をするのか、行った先に何があるのか、何を提供できるのかが大きな意味を持つように感じます。

　利用者に情報を開示しながら、当日までに一緒にプランを立てるなどすることで、「期待感」

が生まれます。準備をもって当日を迎える、待ちに待った日が晴天であればそこで、一緒に喜びを分かち合う。そうして一日を終えた時に「期待感」が「達成感」に変わり、「また行きたいですね」「次は何処に行きたいですかね」と次の期待感へとつながります。

2 食育活動

（1）料理教室の始まり

　秋津療育園の食事は、すべて当園の栄養管理室で調理され提供されています。栄養管理室には普段の食事だけでなく、食事に関する療育活動の際に様々な協力をしてもらっています。その中の一つに「料理教室」の活動があります。施設での食事は栄養バランスもよく、一人一人に合わせた食形態、栄養管理室の手作りの食事が提供されています。しかし利用者はいつも出来上がって配膳された料理を目にしていて、出来上がるまでの過程を経験してきませんでした。食事が出来上がるまでの過程を体験し、彩りや形の変化、料理の楽しみを感じていただくことを目的に、平成8年から始まりました。

（2）料理教室を簡単に紹介

　詳細については栄養管理室の料理教室の項で紹介しているので、簡単に説明します。

　メニューはケーキや蒸し物、クレープにクッキーなど、実に127種類、飲み物は49種類の中から選択でき、利用者に合わせた調理工程、メニューを栄養管理室と打ち合わせて実施されてきました。長い年月を経て改良を加え、デモンストレーションや映像等を使用し、より多くの利用者が参加しやすいよう工夫し、実施されてきましたが、令和2年には新型コロナウイルス感染拡大防止の観点から他部署との関わりを制限し、栄養管理室職員との接触を中止したので、残念ながら実施が困難な状況となりました。

（3）料理教室の効果

　そこから約2年が経過した令和4年になっても、実質的に出口の見えないコロナ禍ではありましたが、何かできる事はないかと料理教室の意味について再度考えました。料理教室は、最初に食材や調理器具が目の前に並びます。その中から卵を割って、かき混ぜて、粉を振って捏ねて、調味料を振りかける、色が変わって型が出来上がり、匂いが香る。そして実際に出来上がったものを食べると、知っている味が口いっぱいに広がり、美味しさを感じる。やはり園外療育と同じように、食べるという目的までの「過程」にひとつの意味があると感じました。そして、少し言い過ぎかもしれませんが、自分自身で何かを作り上げる楽しみ・ワクワク感・出来上がったときの達成感、そして試食する事で結果が得られる奥深い活動であると考えます。

（4）過程を大切に

　栄養管理室職員が直接介入せずに病棟職員でできる事で、食事を作る「過程」を残しながら細かい分量や、工程がなくオーブン等を使用しなくてもできる料理を栄養管理室に相談したところ、ケーキを自分でデコレーションして飾り付けてはどうかという提案を受けました。スポンジ生地、又はムース生地をベースに、思い思いに生クリームやチョコレート、フルーツなどのトッピングやデコレーションを施して、自分だけのケーキを飾り付けて試食します。いわゆる創作に近い活動で自由に自己表現ができ、自身で作り上げる楽しさや、達成感につながり、自己肯定感を高める効果も期待できると思い、すぐに実施に踏み切りました。実際に活動を行ってみると、世界に１つの個性的なデコレーションケーキが出来上がりました。

（5）栄養管理室

　調理や食事を外部に委託している施設も多いかと思いますが、重症心身障害児者の食事は個別の対応や急な体調の変化などによる食形態の変更も多いです。そうした時に、自施設で調理、管理している食事は、それらに迅速に対応し、利用者に寄り添った食事を提供できるだけでなく、食事の楽しみにおいても、現場と一緒になって協力していけるメリットがあります。私たち支援員だけでは実践できない活動も、それぞれの専門性を活かし、協力して行う事で、今回のような未曾有の感染症の中においても、できないとあきらめることなく、何ができるかを考え前に進むことができたのではないでしょうか。

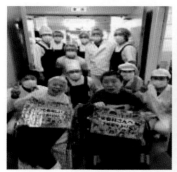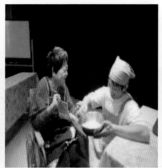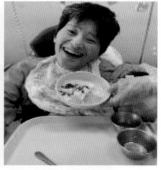

料理教室の様子

3 園内活動

　以前は、日中にはプレイルームといった広間に集まって活動する事が主でした。しかし新型コロナ感染症以降は、感染の拡大防止のために居室ごとに日中を過ごす対応に変更しました。また戸外活動などの行動制限などで居室ごとの室内活動を充実させるために、各棟にiPadやプロジェクター、スヌーズレングッズを配布し、活動の幅が広がるようにしました。コロナ禍以前は療育活動予算を年度のはじめに各活動事に購入品を記載し、まとめて購入し

ていましたが、状況に応じて、その都度活動を発案、実施できるように年度予算を各棟につけ、病棟の判断で柔軟に活動予算を使用できるよう変更するなど、環境を整備しました。

（1）運動会

　1日ではなく、1か月間かけて運動会を実施することとしました。居室ごとに赤チーム・白チームに分かれ、運動機能に合わせた競技を立案しました。

　週ごとに一部屋ずつ競技を開催し、見通しの良い廊下に得点板を設置し、競技が終わる事に得点板に得点を記録します。得点は視覚でわかるよう、花紙を貼る事としました。このようにして、一か月かけて各チームで優勝を競いました。

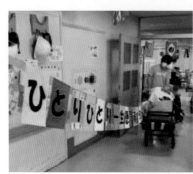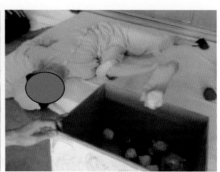

運動会の様子

（2）クリスマス会

　各居室の TV で動画配信をしながら、ライブで演奏やクリスマスにちなんだ映像を上映するなど離れていても共通の空間を共有できるよう工夫しました。

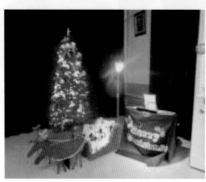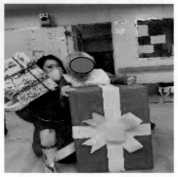

クリスマスの様子

（3）その他の活動

　プロジェクターとグーグルアースを使用し、旅行気分を感じる活動を実施し、利用者の出身地を紹介しながら、出身地にちなんだ催しものや、ご当地特産の飲み物を試飲する会など、居室にいながら外や地域を感じる事のできる活動を取り入れました。

　また、病棟で手軽にスヌーズレンに近い活動を実施できるようにしたことで、病棟内にい

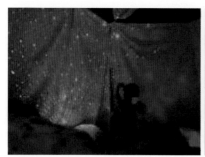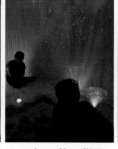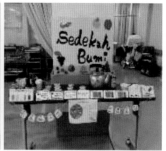

スヌーズレン等の様子

ながら普段と違う空間を感じることができました。

　外食に変わり、お店のデザートを購入し、バラ園や園庭で外気を感じながらおやつ会を開催し、月の日程に組み込み定期的に実施しています。また、食事の時間に生のピアノ演奏を行い、普段と違った空間を演出するなど、日常に変化を持たせました。

4　コロナ禍を経験して

　経験したことのない感染症拡大により、私たちの生活は大きく変化していきました。
　長い歴史のなかで培った活動と同等の活動は実施する事は困難で、歴史の重さを痛感することになりましたが、少しでも歩みを止めずに活動支援できるように今日まできました。改めて活動の意味を考えることで見えてきたものもあります。過去と今を大切にしながら今後の活動に生かしていければと思っています。

5　おわりに

　最後に、病棟以外でも活動を行っている部署を紹介します。
　当園には療育サービス課という部署があり、そこでは療育活動専門の職員が従事しています。令和4年度から活動を本格化させ、月に30本以上の活動を実施してきました。基本的には病棟の要望に応えて、活動の実施やイベントの企画運営を行うなど多岐にわたります。
　病棟では支援職が日常生活のケアをしながら、日中活動を行っています。大概の活動時間は13〜15時の間に実施されており、夕食準備時間の17時頃に利用者が不穏になったりすると、何とかなだめるといった状況で、必要な時に必要な対応ができないことや、病棟の都合などで、予定していた活動を中止にせざるを得ないこともあります。他にも大掛かりな準備が必要な活動は病棟内での調整が必要です。そんな時に支援職ではなく、療育活動を専門に実施できる部署があることで、活動の幅やメリットが大幅に改善できます。

メリットとしては、①不穏な利用者への活動対応や個別の活動を 9:00 ～ 17:00 の時間内でいつでも対応できること、②病棟の急な都合で中止にならないため、継続的に決まった時間に期待感をもって参加できること、③病棟が準備、片付けを行なわないため、普段病棟では中々実施できないような空間演出をしてもらえることなどがあります。

　今後はますます、少子高齢化による職員不足が懸念されます。業務に追われ、活動ができなくなってからでは間に合いません、今から継続的な活動支援ができるように備えて取り組んでいく必要があると考えています。

IV章

専門性を高めるために

看護の基礎基本

秋津療育園療育部次長　川崎　稔

1 重症心身障害児者の看護倫理を考える

看護倫理綱領[1]

1. 看護職は、人間の生命、人間としての尊厳及び権利を尊重する。
2. 看護職は、対象となる人々に平等に看護を提供する。
3. 看護職は、対象となる人々との間に信頼関係を築き、その信頼関係に基づいて看護を提供する。
4. 看護職は、人々の権利を尊重し、人々が自らの意向や価値観にそった選択ができるよう支援する。
5. 看護職は、対象となる人々の秘密を保持し、取得した個人情報は適正に取り扱う。
6. 看護職は、対象となる人々に不利益や気概がしょういているときは、人々を保護し安全を確保する。
7. 看護職は、自己の責任と能力を的確に把握し、実践した看護について個人として責任を持つ。
8. 看護職は、常に、個人の責任として継続学習による能力の開発・維持・向上に努める。
9. 看護職は、多職種で協働し、よりよい保険・医療・福祉を実現する。
10. 看護職は、より質の高い看護を行うために、自らの職務に関する行動基準を設定し、それに基づき行動する。
11. 看護職は、研究や実践を通して、専門的知識・技術の創造と開発に努め、看護学の発展に寄与する。
12. 看護職は、より質の高い看護を行うため、看護職自身のウェルビーイングの向上に努める。
13. 看護職は、常に品位を保持し、看護職に対する社会の人々の信頼を高めるよう努める。
14. 看護職は、人々の生命と健康を守るため、さまざまな問題について、社会正義の考え方を持って社会と責任を共有する。
15. 看護職は専門職組織に所属し、看護の質を高めるための活動に参画しよりよい社会づくりに貢献する。
16. 看護職は、様々な災害支援の担い手と協働し、災害によって影響を受けたすべての人々の生命、健康、生活を守ることに最善を尽くす。

　看護倫理とは、すべての利用者さんに質の高い看護を提供する指針です。また、自己を振り返るための基盤でもあります。私たち看護師は自施設の理念や基本方針に従い倫理観をもって、重症心身障害児者のケアに携わることが大切です。

　重症心身障害児者は、言語的コミュニケーションをとることができない方が多く、意思の

表出が乏しいことが特徴です。そのため、意思の表出が乏しい重症心身障害児者に支援する看護師は、利用者のちょっとした仕草やサインを見落とさないことや、人間としての道徳やモラル、利用者さんを優先できる優しさを備えていなければなりません。そこには、看護師として成長だけではなく、人として成長していくことで、より良い看護が提供できると考えています。また、支援に携わる看護師は自身の行った支援が本当に良かったかどうかを振り返り、改善の余地がある場合は、改善していくことにより、より質の高い看護が提供できると考えられます。

重症心身障害児者施設は、重症心身障害児者にとっては家庭でもあり、病院でもあります。重症心身障害児者施設の特徴は、重症心身障害児者の支援に携わる職種が多職種で構成されているところです。個別性の求められる重症心身障害児者の支援は、多職種でのカンファレンスがとても重要となります。そして方向性が定まったら、それぞれの職種が専門性を生かし重症心身障害児者の健康や充実した生活に向けた支援に携わっていくことで、「家庭」や「病院」としてより良い環境を提供できると考えています。

また、令和3年に医療的ケア児支援法が制定されました。この法律によって地域で生活する医療的ケア児の健やかな成長を図るとともに、その家族の離職の防止、安心して生活していける支援をすることが保障されました。

そのため、重症心身障害児者施設はレスパイトを積極的に受け入れる必要があります。また、重症心身障害児者施設で勤務する看護師は地域に向けた広い視野を持つことも、併せて求められます。

これらのことから、重症心身障害児者施設の看護に於いては、多職種でのカンファレンスを重ね、連携を十分にとりながら、重症心身障害児者の支援を行う事こそが、重症心身障害児者の幸せの実現と共に、看護倫理の向上に繋がっていくと考えられます。

2 ライフステージにあった支援

（1）乳幼児期

『乳児は、外界への急激な環境の変化に対応し、著しい心身の発達とともに、生活のリズムの形成を始める。特に、視覚、聴覚、嗅覚などの感覚は鋭敏で、泣く、笑うなどの表情の変化や、からだの動き、「あーうー」「ばぶばぶ」といった喃語（まだ言葉にならない段階の声）により、自分の欲求を表現する。また、保護者など特定の大人との継続的な関わりにおいて、愛されること、大切にされることで、情緒的な絆（愛着）が深まり、情緒が安定し、人への信頼感をはぐくんでいくが、特にスキンシップは大きな役割を果たすと言われている。』[2]

重症心身障害児においての乳幼児期も健常児と同様で、愛着形成のためスキンシップは非常に重要な支援です。また、日常生活のリズムを整えるため、健康状態には特に気を付けな

けれMBいけません。健康状態が安定することで生活環境が整います。特に乳幼児期における重症心身障害児の成長発達は著しいものがあります。積極的な訓練が今後の成長に影響します。早い時期から様々な体験ができるよう支援していきます。集団生活の体験や運動機能訓練、摂食訓練などはとても必要な支援です。

（2）学童期〜青年期

当園で生活する学童期から青年期の重症心身障害児は学校に通学しています。当園には小平特別支援学校のこぶし学級という分校があります。

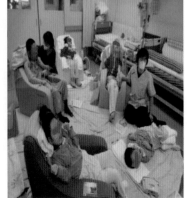

こぶし学級は、小学部、中学部、高等部に分かれています。現在はコロナ禍であるため、リモートでの授業が主となっていますが担任の教諭は一人一人の持てる力や情緒面を伸ばす関わりを重視した教育をしています。

具体的に一例を挙げると、排泄訓練があります。排尿訓練とは、排尿の自立を目標に行われている訓練です。学校と病棟が連携し、継続した支援を行い、重症心身障害児の排泄の自立を支援しています。また、学童期に入ると成長発達が著しく、それに伴い変形、拘縮、側弯が進行していきます。重症心身障害児は乳幼児期からリハビリテーションを行っていますが、常にリハビリスタッフと連携しながら、よりよいポジショニングを心がけて支援していきます。

このように学校・リハビリ・病棟が連携し、成長過程にある学童期から青年期の重症心身障害児を多職種連携で、継続して共通した支援を受けられるよう行っています。

（3）当園の特別支援学校高等部卒業後の大学活動
欅大学の取り組み

『高等部卒業後、壮年期グループと同じ枠組みに移行することにより、日中の活動内容は大きく変化する。ここで問題になるのが学齢期と壮年期の活動内容の差異である。

私たちリハビリテーション室の職員として、病棟内における日中活動以外にも様々な経験や学習の機会を作り、本人たちの「学びたい、体験したい。」という若いエネルギーを発揮することができ、同世代の関りが行える場を作ることで、その後の壮年期に備えて社会性を身に付ける支援をしていきたいと考えた。そこで案に挙がったのが青年期を対象とした「大学活動」である。』[3]

120

学童期から青年期の在学中の重症心身障害児者は、ほぼ毎日１対１で教員との関わりを持っていますが、卒業するとそのような関わりがなくなり、病棟で生活する一人となります。学校生活の時のような毎日の教員との濃厚な時間が無くなるため、当園の取り組みとして、当園独自の「欅大学」という活動サークルを作り、高等部卒業後の重症心身障害児者対象に学校生活で培った一人一人の持てる力を病棟でも継続し、生活の中で活かしていけるよう支援しています。

（4）成人期〜壮年期

　当園の重症心身障害児者の平均年齢は52.5歳、在園平均年数32年３か月です。当園の利用者の大半が成人期から壮年期に該当します。利用者も施設での生活にも慣れ、安定した生活を送っています。各病棟で、散歩やドライブ、DVD鑑賞、スヌーズレンなど日々活動を行っています。また、病棟全体で運動会や納涼会、クリスマス会なども開催しています。開催時期になると壁面装飾や廊下には季節の飾り作りにも利用者の参加を促し、雰囲気を感じられるよう支援しています。新型コロナウィルス感染症も２類から５類となり、感染対策も緩和されています。今後は、活動範囲をコロナ前に戻し、充実した楽しい毎日を提供していきたいと思っています。

　しかし、壮年期になると健康面においては、徐々に機能低下がみられるようになってきます。また、ときに重い疾患に罹患していることもあります。そのため私たち看護師をはじめ施設職員は日々の観察をとても大切にしています。重症心身障害児者の観察は、５感（視覚、聴覚、触覚、味覚、聴覚）のほか、「あれ？　いつもと違うなぁ」といった第６感がとても重要となります。利用者のちょっとしたいつもと違う表情やしぐさが、体調の異変を教えてくれます。

（5）老年期

　当園の65歳以上に占める高齢化率は24％です。現在、当園は３歳から79歳の利用者が生活しています。ご高齢になると、ちょっとした体調不良で、今まで可能であったことが急にできなくなることもあるので、注意しなければいけません。

　また、嚥下機能の低下により、しばしば肺炎を発症しやすくなることも重症心身障害児者の特徴といえます。そのため、日々、一人一人に合わせた個別性のある安楽な呼吸の支援を行っています。また、がんに罹患する利用者もおられます。そのときはご家族様と治療方針についてよく話し合い、ご家族の意思を尊重し、納得していただけるよう支援していきます。病棟内では多職種で幾度となくカンファレンスを行い、ケアを検討していきます。そしてACP委員会を開催し、職員全体で利用者及びご家族が望む医療やケアを検討し、その人らしく生き抜くことができるよう支援しています。

(6) お別れ会の開催

　自施設では、コロナ前まで利用者がご逝去されご家族が希望された場合、お亡くなりになられた利用者を偲び、お別れ会を行っていました。お別れ会では、利用者の当園での生活の状況や活動状況などを施設職員で振り返ります。ご遺体とご家族がご自宅にお帰りになるときに、ご家族が秋津療育園に入所してよかったとおっしゃってくださった時は、自分たち支援者も心が安らぎます。

　おわりに、現在の出生率は最低となる一方、医療の進歩に伴い、医療的ケア児は年々増加しています。「医療的ケア児支援法」が制定され、重症心身障害児者施設も今まで以上に社会から必要とされることと思います。私たち療育に携わる看護師も同様です。重症心身児者施設に入所する利用者の幸せや、より良い生活を提供するとともに、地域に暮らす医療的ケア児についても考えていかなければならないと思います。

3　重症心身障害児者施設での看護師の役割

(1) 看護師としての役割

　重症心身障害児者施設で勤務する看護師の役割は、日々の健康を守りながら利用者の日常生活をサポートすることです。

　重症心身障害児者施設は病院であると同時に、社会福祉施設であることから、日々のリハビリテーションと同時に、家庭として日常生活を送られるよう支援することが重要なことです。

　現在、自施設には3歳から79歳の利用者が生活されています。利用者一人一人、抱えている問題は様々です。一人一人の利用者の特性をしっかり把握し、利用者に寄り添った看護が求められると思います。

(2) 看護師の業務

　重症心身障害児者施設での看護師の業務は、以下の3点が中心となります。

①バイタルチェック・医療ケア

　バイタルサインは利用者の健康状態を把握する指標となります。また、いつもと違う表情や心拍数増加などは重要なサインの一つです。サインを見逃さないように注意しています。医療行為も多岐にわたります。人工呼吸器の管理や、薬の管理、胃ろうや腸ろう、医療機器の管理などを行っています。

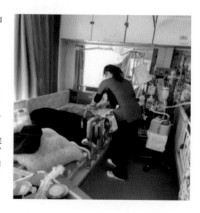

②診察の介助及び外部受診の付き添い

　重症心身障害児者施設に入所する利用者には、様々な疾患があります。そのため、専門医の診察は欠かすことができません。看護師は、利用者の医療機関受診の付き添いを行い、話すことのできない利用者を代弁し、普段の様子や日常での小さな変化を伝えます。

③日常生活支援

　重症心身障害児者施設では、日常生活支援が最も多い業務の一つです。看護師も他職種とともに、食事介助や入浴介助、排泄介助など利用者が快適に生活できるよう支援していきます。日常生活の支援の中で、利用者の体調の変化に気づくことができます。

4　重症心身障害児者の看護の魅力

　重症心身障害児者の看護の魅力は主に以下が挙げられます。

（1）利用者の成長

　重症心身障害児者とは、重度の知的障害と重度の肢体不自由を併せ持つ状態をいいます。重症心身障害児者は、様々な機能の低下や障害の合併症等により、抵抗力が弱く、感染症に罹患しやすく重症化しやすい状態です。

　そのような重い障害がありながら、秋津療育園で生活する利用者は一生懸命生きています。支援や活動を通して接していく中で、利用者の笑顔や成長を感じられるところは、重症心身障害児者の看護の魅力の一つといえます。

　また、重症心身障害児者は重複した障害があるため、多くの制限のなかで生活していますが、利用者一人一人が自分のペースで日々の生活を送り、支援できることは看護師にとって大きな魅力ややりがいを感じます。

（2）時間をかけた関わり

　重症心身障害児者施設で生活する利用者は、施設を退園することがほとんどありません。筆者は、施設で看護師として20年以上勤務していますが、施設を退園したケースは今までで2名しか経験がありません。

　看護の魅力の一つは、利用者とじっくり時間をかけて関わることができるところです。重症心身障害児者施設は病院であり、社会福祉施設でもあります。時に救急対応も求められますが、利用者のことを十分に把握して関係性を築き上げることで、個々にあった看護ケアを提供することができます。長い月日での看護を実践したい方にとっては、やりがいを感じることができる環境です。

（3）スキルアップ

　最後の魅力は、重症心身障害児者を理解し知識を深めることで、看護師としてのスキルアップになることです。重症心身障害児者は様々な重い障害があるため、多くの医療機器を必要としています。

　人工呼吸器、注入ポンプ、モニターなどを常時使用しています。そのため、医療機器の知識や看護知識や技術を身に付けておかなければなりませんし、知らなければ対応ができません。そのため、重症心身障害児者について学びを深め、看護の経験を積み重ねていくことで、看護師としての技術や知識を向上することができます。

5　重症心身障害児者の看護で大切なこと

（1）コミュニケーション

　人間が生きていくうえで、コミュニケーションは必要不可欠なことです。看護を提供するためには、相手とコミュニケーションを取り合い、意思疎通を行い、信頼関係を構築したうえで看護ケアを行う事が大切になります。

　重症心身障害児者は言語的コミュニケーションが非常に困難なケースが多いことが特徴の一つです。そのため、重症心身障害児者施設に入職した職員は、まずは、利用者とのコミュニケーションをとれるよう対応していきます。利用者一人一人のわずかなサインを見落とさないよう、また、利用者がどのようなサインを出しているのか、よく観察することから始めていきます。

　また、多くの利用者が、てんかんや筋の緊張などを症状を合併しています。そのため、利用者の中には、怒っているように見えるけど笑っている、笑っているように見えるけど怒っているといったこともあるので、利用者の個々の情報をしっかり把握しておくことも大切なことです。

　そして、利用者自身が発するサインを読み取ることも大切なことです。おなかがすいたサインや、トイレに行きたいサイン、私たち看護師を求めているサインなど、利用者それぞれがサインを出していると理解し、対応していく必要があります。

　さらに、支援する看護師は必ず声かけをし、「〇〇しますね」と言い、利用者のペースに合わせて支援し、その時の利用者の表情や、身体の動きなどを見逃さないよう注意しなければなりません。そして利用者のニーズを汲み取ることで、より良い生活の支援ができると思います。

（2）遊びと発達について

　重症心身障害児者と関わる看護師は、遊びを通してスキンシップを図り、コミュニケーショ

ンを確立していきます。また、多くの体験は発達を促すことが期待されるため、積極的に関わる必要があります。

　遊びを通じて利用者が楽しんでいるか、その雰囲気を感じ取っているかなどに気づくことも大切です。そして信頼関係が構築できるようしていくことや個別性を重視し、重症心身障害児者の成長発達できるよう支援していきます。

（3）重症心身障害についての理解を深める

　重症心身障害児者とは、重度の知的障害と重度の肢体不自由を併せ持つ状態のことをいいます。ほとんどの重症心身障害児者は寝たきりで全介助を要します。多くの重症心身障害児者は抵抗力も弱く、重症化しやすい傾向にあります。てんかんや筋の緊張があり変形、拘縮、側弯もみられ骨折しやすい状態です。また、気管切開や人工呼吸器を使用しているケースもあります。一つ一つの支援を行う事もリスクとなります。そのため、支援にあたる看護師は利用者の状況をアセスメントし、一人一人の身体機能を把握し、利用者に合わせた看護介入を行っていく必要があります。

（4）自分の身体は自分で守る

　重症心身障害児者施設は、病院であると同時に社会福祉施設でもあります。一年を通じて様々行事や活動が行われています。勤務する職員も医師、看護師、保育士、コメディカルなど多職種で構成されています。

　対象とする重症心身障害児者の看護は、身体介護が主であるため多くの看護師が腰痛を抱え、肉体的疲労がみられます。長く働き続けられるよう、トランスファーや排泄介助は2人で実施し、肉体的負担を軽減し、休日はしっかり休み、定期的な休暇をとることも大切なことだと思います。

【引用文献】
1）公益社団法人日本看護協会「看護職の看護綱領」
　　https://www.nurse.or.jp/nursing/assets/statistics_publication/publication/rinri/code_of_ethics.pdf　（2024 年 1 月 14 日閲覧）
2）文部科学省「子どもの発達段階ごとの特性と重視すべき課題」
　　https://www.mext.go.jp/b_menu/shingi/chousa/shotou/053/gaiyou/attach/1286156.htm（2024 年 1 月 14 日閲覧）
3）飯野順子ら（2020）切れ目ない学ぶ喜び＆生命輝く生涯学習を！．日本重症心身障害学会誌, 45 巻 1 号, p95-100.

支援職の支援の基礎基本

秋津療育園療育部次長 齋藤 孝司

1 私たち支援職の役割

私たち支援職の役割は、主に3つあります。

1つは…健康管理

健康を守って健やかな毎日を送っていただくこと。

1つは…日常介護

日常の生活(食事・排泄・入浴等)をサポートすること。

1つは…日中活動

健康や日常生活の先にある、個々の「楽しみ・豊かな日常」をサポートすること。

そして、日頃より大切にしていることとして、「一人一人の成長や変化を長きにわたり見届ける（人生への支援)」があります。具体的には、

・『いつもの状態』を知っておくこと
・気遣い　気配り　あれ？と気付ける観察力
・利用者にとって、今一番必要なことを考える力
・利用者ができることを考える力　観察・ひらめき
・どう過ごしていきたいのか何をしたいのか
・どんな活動どうしたらをしたら楽しめるのか
　そのことが、**ひとりひとりの思いに寄り添い"らしく"生きるための支援**につながります。

以下に、より詳しく述べていきたいと思います。

2 相手を知る

支援に大切なことと問われたときには、「相手に寄り添うこと」、「自己実現」、「その人がその人らしく」過ごせるように支援したいと誰もが考えます。

会話が困難であり、思いを充分に伝えることができない重症心身障害児者に寄り添い、その人らしく過ごしていただくための支援をするにはどうしたらいいか。当たり前かもしれませんが、まずは「相手を知ること」ではないでしょうか。

当園の支援科には園生を知る為の資料として、①入園履歴、②情報シートの2つがあります。

① 「入園履歴」には、入園するまでの履歴の他に入園後のターニングポイント、変更点、病歴等が時系列で記載されています。過去に園生がどのような人生を歩んできたのか。過去があって現在があります。そして支援員の先人たちは園生の現在だけでなく、過去の姿とも向き合いながら、様々なトライアンドエラーを繰り返し現在につながっています。

② 「情報シート」は、診断名、家族状況、身体状況、健康状態、姿勢、運動機能、食事、清潔、睡眠、精神状況、コミュニケーション、療育活動参加、使用衣類、特記などについての基本情報が記載されています。

3 観察・アクション

　記録から園生の人となりを知ることはできますが、あくまで基本的な情報なので日々の「観察」が必要です。園生の朝と夕方の体調変化や昨日と今日の違い、何もしていないときの状態、声掛け後の視線や体動など、あらゆることを観察して普段の状態を把握する事や普段の状態と今の違いなどの変化に気が付くことが大切です。しかし忘れてはならないのが、いかに観察して普段の状態を把握しても、直接的に要求や想いを聞けない以上100％の意思疎通はできない、交わる事のない平行線であるという事実を認識することです。そのことを念頭に置いたうえで私たちは、アクションを起こし「発信」をします。支援員が起こしたアクションによって返ってくる微細な反応をまた観察することを繰り返し行い、園生と支援員のコミュニケーションが生まれます。

・観察することで普段の状態を知る

・反応の原因や理由を仮説する

・仮説に合わせてアクションする

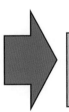

職員と園生の
コミュニケーション

4 健康管理と日常介護

支援員が担う日常支援には、

・環境整備

・体位変換やポジショニング

・状態の把握（普段の状態）・観察

・清潔の保持

・食事の介助　排泄の介助　入浴の介助

・移乗の介助　移動の介助　睡眠の支援　（機能維持）

などがあります。

　日常介護も観察力が必要となってきます。

　まず第一に、食事、入浴、排せつ介助全てにおいて共通していることは、普段からの健康観察と、一人一人の普段の様子や状態を知ることです

　例えば、

　・食事：いつもより食欲がないな⇒姿勢かな？それとも体調が悪いのかな

　・入浴：足がいつもよりむくんでいるかな、触れると嫌がるな

　・排泄：普段よりも便が柔らかいな、尿臭がする

など、普段との変化に気が付く目を養うことが大切です。

　二点目として、日常の支援を行う上で、園生の尊厳やプライバシーに対する配慮が必要です。

■声掛けの配慮

　親しみを持つ事と言葉かけは比例しません。目上の園生に対して「どうしたの、調子わるいの？」と「どうされましたか、どこか調子が悪いのですか？」と書き並べると、前者の方が近い関係性のようにも思いますが、親しみは言い方ではなく言葉の抑揚やトーン、速さ等で決まります。なので、目上の方であれば後者が妥当であり、前者は第三者からしてみれば、なれ慣れしい態度にもうつります。また、普段からスピーチロックなどに気を付けながら、知らず知らずのうちに言葉による抑制をしないよう注意が必要です。

■環境の配慮

　園生は、施設で生活する上で、プライバシーが守られにくい環境にあります。ハード面での配慮はもちろんのこと、排泄交換中に備品の不足が決してないよう事前に準備し、相手の特性を理解し丁寧かつ手際よく排泄交換できる手技を持たなくてはなりません。私たち支援職は園生が入浴介助や排泄介助などの際には、身をゆだねざる得ない環境にあることを理解し関わることが大切です。

■個人の尊厳

　施設の特性上、どうしても一日のスケジュールや時間、食事の内容などを園生自身が自分で決めることは難しく、例えば午前や午後といった自身の希望に関係なく入浴時間が割り振られるなど、自分の望み通りに行動を選択することができない場合が多いのが現状です。また私たち職員は業務に追われたり、人手が足りないなどの理由から、ついつい職員本位で介助をしてしまうことがあります。園生主体から職員主体にならないためには、職員にとって

も居心地のよい職場、長く働きたいと思ってもらえる環境を作り、職員自身の気持ちに余裕がなくてはいけません。望ましいのは常に園生のできることを見守り、園生自身が選択し決定できる環境を提供することです。

5 療育活動

療育という言葉は広く使われていますが、ここでは取り組み活動や日中活動などの余暇活動を総じて療育活動として使用します。

■療育活動の要素
療育活動の要素は、以下のように構成されています。

A.計画的な取り組み

年度や月の計画に基づいた活動

①個別活動　②グループ活動　③全体取り組み

B.柔軟性のある取り組み

利用者の体調や天候にあわせた活動

①個別活動
個々に合わせた関心の拡大、情緒の安定、機能維持等を図るための活動のことを言います。
②グループ活動
共通の活動を通じ、共感や達成感を味わう活動を言います。
＊グループで活動していても、それぞれの目的によっては個別活動と捉えることもあります。
③全体取り組み
主に季節行事や、誕生会、お楽しみ会などレクリエーション要素が多く含まれます。

A. 計画的な取り組み
年間又は月間予定に組み入れ、プログラムされている活動のことです。
＊一つ一つの活動に目的を持ち活動内容に対し計画⇒実践⇒評価を行います
B. 柔軟性のある取り組み
園生の身体的、精神的状況、天候、季節、時間などを鑑みて、適切、必要な時に柔軟に実

施する活動があります。

①、②、③とＡ、Ｂを合わせて療育活動となります。

■活動の視点

　私たち支援員は療育活動を実施していく中で、実際に園生は楽しんでいるのだろうか？
この活動に意味はあるのかと考えてしまいます。しかし、楽しんでいるかどうかを決めるの
は園生です。楽しんでいるかどうかの前に、活動を通じて起こしたアクションやアプローチ
に対して園生の拒否、拒絶はないか、園生からの何かしらの反応やアクションがあるかを見
ることが大切です。

　もし拒否ではないことが確認でき、何かしらの反応を感じ取ることができたのならば、そ
の活動によって園生の心の揺らぎ、関心、刺激があったことになります。私たちは普段の園
生の状態、特性や性格などの情報を総動員して、楽しいであろう活動を実施します。そして、
楽しんでいたかどうかを判断するのではなく、実施した活動で見られた園生の行動を客観的
に捉えて、どのような様子であったのか記録に残すことが重要です。

■個別活動

　取り組みを継続する上で、実際に活動で見られた園生の行動が何に対しての反応だったの
かを深堀りすることが大切です。例えば、音の出る絵本の読み聞かせを行った際に、「身体を
揺らして、本に手を伸ばした」といった結果に「音の出る本が好き」と判断するのではなく、
読み手の職員を変更したときにも同様の反応が見られるのか、違う絵本でも体を揺らすのか、
逆に反応が見られなかったときには、活動の日にちや時間は関係していないかなどに着目す
ることでより、詳細に読み取ることができます。

　他にも、周囲の状況に配慮が必要です。静かな環境やシンプルな部屋などは、ノイズが入
りにくく、園生が集中できる場合もあります。また園生によって反応速度は様々ですし、付
随運動の激しい方などは、きわめて判断しにくい状況になりますが、動から静の反応が見ら
れるかもしれません。園生の反応は活動時間、開始前の状態や内容環境など、何に対して作
用しているのか、詳細に読み取ることでより良い活動につながります。

■グループ取り組み

　グループ取り組みを実施するときのグルーピングは、ある程度共通した内容に関心が見ら
れる、または他者との関わりを通じて達成感を感じるなど、目的は様々だと思います。活動
の対象が複数になった場合は活動内容によっては、複数のポイントを設定する事が良いと思
います。

　以前にグループ取り組みで映画館のスクリーンほどの大きさの映像を映し出し、映像に合

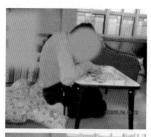

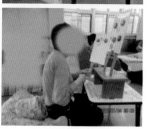

個別活動の工夫を紹介
手先を使った活動を好む園生への対応

・手先が使える様にパズルやシール貼りを実施
・集中するにつれテーブルに顔が近づいてしまう
・骨盤が後傾し前屈が強くなることで胸郭が縮こまり、集中力、疲れの原因の一つになると考えられる

・身体を起こせるようＡ４サイズのホワイトボードを顔の高さまで上げてマグネット貼りの遊びを取り入れ、腹筋、背筋を使えるようにした

わせて、生のピアノ演奏を行う取り組みを行いました。

　曲も映像に合わせて選曲され、一つの物語を見ているかのように構成されています。参加した園生は、映像の一点をじっと見つめる方もいれば、周囲を見回すように首を左右に動かす、または普段は動きの多い園生がピアノの曲が変わったときに、体動が止まる様子などが見られ反応は様々でした。個々によって視覚、聴覚など何処に意識が向くのかは異なる為、一連の活動の中に複数のポイントや違いを作ることで、より多くの園生が関心を持つことができます。

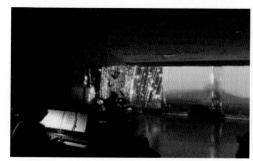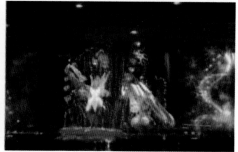

大型スクリーンによる音と映像

■全体取り組み

　全体取り組みの中に季節行事があります。正月遊び、書初めから始まりバレンタインデー、お花見、運動会、七夕、納涼会、ハロウィン、クリスマス会など、季節に関わる節目のイベントのほとんどを実施しています。園生は空調管理されている室内で過ごしている時間も多く、私たちのように毎日外へ出かけるような機会もありません。季節行事を通じて春夏秋冬を感じ、皆で共通の場、空間を楽しんでいただければと思い実施しています。

■活動を通じた自己実現

　長く取り組みを実施していく中で、活動がマンネリ化してきていると感じることがあります。しかし、職員がそう感じているだけかもしれません。重症心身障害児者の活動をする時に必要なのは、①シンプルで分かりやすいこと、②活動の目的がはっきりしていること、③始まりと終わりを、活動ごとに統一することなど、できるだけ園生が、活動が始まることへの期待感や、「これから○○の活動だ」と意識しやすいように配慮するためです。
一見同じ内容でも、園生の反応を見ながら少しづつ内容は変化していきます。

　私たちも長く生きていく中で、趣味嗜好は変化していきます。継続して実施する活動がある一方で、新しい活動も取り入れなくてはなりません。園生は自分でやりたいことを、自ら発信する機会は多くはないのが現状です。やりたいことを選択するにも比較対象がなくては、どちらが良かったのかも選ぶことができません。職員は常に新しい発想と工夫をもって、たくさんのことを園生に提供する。それに対して園生が何かしらの表出で返信してきたものに対し、職員が応えていくことが、個人を尊重し、園生の「自己実現」に近づくのではないでしょうか。

個人を尊重することとは何か、いくつになっても

1　体験する機会、経験を積む

2　選択できる環境を構築する

3　継続と評価を繰り返す

人生の物語を作る

6　組織と個人

　施設も会社であり経営理念（会社として目指す所）があります。その理念に基づき各病棟に目標が掲げられ、それに従いチームで支援を行っています。一人ではその瞬間は園生に寄り添うことができても、総合的な支援はできません。チームで働くためには職員一人一人が組織の理念や方向性を理解する・社会のルール・基本的スキルの習得する事から始まり、自分に今出来ることは何か、意味を感じることは何か、どのような関係性が作れるかなど、自分自身を分析します。そして自分が今何処の役割を担っているのか、これからの自分に求め

られる役割は何かなど、現状を知りキャリアビジョンを持ち成長していく事でチーム・組織に貢献することができ、結果として園生の幸せにつながります。

　各職員が、それぞれ必要な「メンバーシップ」「フォロワーシップ」「リーダーシップ」を持てるよう心がけています。

・組織のメンバー一人一人が果たすべき役割を理解し、組織の目的の達成に向け行動するメンバーシップ
・組織が掲げる役割を追い求めフォローし目的達成をしていく為のフォロワーシップ
・組織やチームをあるべき姿にいざない、成果達成の為のリーダーシップ

7 職員間での関係作り

　仕事には安全を守るための絶対ルールがあります。それは会社や病棟における絶対ルールで園生の「生命の安全と豊かな日常」の達成の為の共通認識です。しかし、大きな枠組みから、さらに細分化された事柄については目的やルールは同じでも、職員や職種によって答えや考え方が違ってきます。特に福祉職は正解や答えが出にくい傾向にあります。それが職員間の意見の食い違いになる場合があります。極端な例を挙げてみます。

> **68歳：男性　全介助**
> 　昔からお食事が好きでしたが、もともと食べるのはあまり上手ではありません。
> 　加齢に伴い体力や筋力が低下してきています。
> 　大好きなお食事の時間も、比較的元気な昼食は、何とか食べることが出来ますが、夕食はむせ込みも多く、時間が掛かってしまいます。誤嚥したことは、まだありませんが、経口摂取はやめて経管栄養で注入にした方が安全かもしれないと、スタッフからは意見が上がっています。

スタッフA

「今はまだ、誤嚥していないけど、もし誤嚥して肺炎にでもなったら大変。お食事が食べられない分、他の楽しみを見つけていけばいいんじゃ…」

スタッフB

「食べられるように、リハビリや運動を取り入れて、一日でも長く大好きな食事を提供したほうがいいよ。」

　など、見る視点によって職員間で意見が割れたりします。もちろん実際は単純な話ではな

いので、それぞれの専門的な知見からケースカンファレンスやご家族間などしっかりと会議等検討を重ねては行きますが、一つの問題に対し同じ意見ばかりということにはなりません。そこで大切なことことは、まず、自分に与えられている役割は何かを念頭におきながらも、自分と人とは意見や考えが違うことは普通であり、自分にない考えや意見は物事を深くしていく唯一の場であると認識することです。

8 最後に

園生の多くは言語でのコミュニケーションが困難であり感情の表出もうまくありません。しかし、表面に表れにくいだけです。

常に色々なことを思い、感じています。私たち支援職の一番大切なスキルはそこに寄り添い支援することです。

要求や訴えがある、発声がある、表情が変わる、体が緊張している、普段と違うなどの変化やサインをくみ取り、要因を探り、環境を整備します。

そのためには園生一人一人に向き合い、お互いを理解するためには時間もかかります。言葉に代わる表情や小さな変化、最初は小さく感じられる変化が、関わりを深めていくことで、大きな表出、表現を感じ取ることができます。時間は多くかかりますが自分を知って、相手をどれだけ知ろうと努力できるかが、支援の基礎基本です。

重症心身障害児施設で働く看護師が親への関わりにおける認識と実践を経験の蓄積に伴い変化させていくプロセス

秋津療育園看護師　**角本 京子**

　私が44歳という年齢で看護師になりたいと言い出した時、それを聞いた家族と友人は驚きながらも理解を示してくれました。

1 プロローグ

　この決心の7年前、重症児の娘が13歳で亡くなりました。

　生前は、訪問診療、訪問看護という専門の援助を受けていました。消毒の方法、注入のやり方、体位のこと等、分からないことばかりでしたが、一つ一つ教えていただきました。

　娘は、訪問学級の先生方にも大切にしていただいていました。一対一の関わりで成長を感じることも多くありました。不安なことも多い日々でしたが、家族揃っての穏やかな日常を過ごすことができたのは、このような援助があったからでした。

　そんな中での娘の死を、私はなかなか受け入れることができませんでした。私の看護が足りなかったのだ、と後悔する毎日でした。もっと手厚い看護をしていれば長生きできたのではないか、あれもこれもしてあげたかったと、考え続けました。

　そんなある日、昔の私と同じ境遇の母親に役立つことがしたい、そのためには、看護師になりたい、と考えたのでした。

2 看護大学と秋津療育園

　幸い看護大学に入学することができ、看護という分野が広範囲にわたっていることを知りました。そして、今まで見様見まねで行っていたことを基礎から学ぶことができました。毎日が驚きの連続でした。当たり前のことですが、看護師と親の違いを実感しました。

　卒業後は、念願の重症児看護をするべく秋津療育園に就職しました。秋津療育園については、娘の訪問学級を通じて知っていました。

　家庭的な雰囲気の病棟に安心し、「親の気持ちを持って働く」と心に決めました。園生さんとの関わりにやりがいを感じていました。初めて経験することばかりでしたので、無我夢中でした。

　しかし、次第に親の気持ちを持って働くことに限界を感じるようになりました。親の気持ちだけでは働くことはできませんし、働くために働くのでもありません。分かっていても、

この両立が難しくなってきたのです。

3 大学院の研究活動

そこで、看護大学の恩師に相談したところ、大学院への進学を勧められました。

　最初は、どのように私の悩みと研究をつなげるのか、研究の方法などには迷いばかりでした。指導教官のご指導のもとで、親と看護師の協調関係をどのようにしたら築くことができるかを調査、分析して、修士論文にまとめました。

　研究では最初に、重症児施設で働いた経験のある看護師20人にインタビューを行い、全員に「親御さんとはどのような関係がいいと思いますか」と尋ねました。20人の看護師の方々は、経験年数や年齢も多岐にわたっていましたが、熱心に話していただけました。その内容を分析してまとめることは並大抵のことではありませんでしたが、教授をはじめ、研究室の先生方、院生の方々のご指導で論文を完成することができました。

4 修士研究と論文の概要

　簡単に論文を紹介します。

　詳細は、添付した論文「重症心身障害児施設で働く看護師が親への関わりにおける認識と実践を経験の蓄積に伴い変化させていくプロセスに関する質的研究」を参照してください。重症心身障害児施設で働く看護師20名に、親との関係について自由に語ってもらいました。すると、全員が「親には安心して子を預けてもらいたい」という思いを共通して持っていたのです。

　しかし、経験の違いで、親への関わりに対する認識と実践は異なり、4段階のプロセスが明らかになりました。

第一段階〈子のケアの充実〉

　看護師は、子のケアをしっかりすることで親も満足すると考え〈子へのケアの充実〉を行っていました。このための実践は、「マナーを守る」「日常のケアをしっかり行う」です。

第二段階〈親の要望の反映〉

　看護師は、できる限り親の要望を表出させ、それを子のケアに生かそうとする〈親の要望の反映〉を行っていました。このための実践は、「親の要望にできるだけ応える」「子を看ていることを親にアピールする」です。

第三段階〈共通認識の模索〉

　看護師と親がお互い納得できる子へのケアを模索する〈共通認識の模索〉となります。「繰り返し説明する」「多職種から説明してもらう」が実践内容です。

第四段階〈平等性の追求〉

　施設の限られた資源の中でスタッフ間のケアの統一と入所者一人一人を尊重しようとする意識を持つことを通して〈平等性の追求〉を指向していました。「一人一人を平等に大切にしていることを伝える」「入所時からできることできないことを伝える」「カンファレンスを開いてケアを統一させる」「施設の限界を分かってもらい親にできる限りケアに参加してもらう」が実践です。

　この研究から、職場内でのカンファレンスなど、上司や同僚からのサポートやアドバイスを得る機会を設けることで経験の浅い看護師のストレス軽減が期待できること、カンファレンスで情報を共有しスタッフ間のケアを統一することで、施設全体に対する親の信頼感が増し、さらには施設の限界を親に理解してもらうことで親の積極的な療育への参加が促され、入所者へのよりよいケアが可能となることが示唆されました。

　以上が論文の概要です。この論文は、日本看護科学誌（第 29 巻第 4 号　平成 21 年 12 月）にも掲載されています。

5　心機一転、秋津療育園の看護活動

　論文を作成できたことは大きな喜びでした。それは、看護師としての専門性を再認識することができたからです。これから働くうえでの支えとなることでした。臨床での工夫や実践も聞くことができ、大変参考になるものでした。また、親として感激したのは、看護師が全員、「親には安心して子を預けてもらいたい」と話してくれたことです。それを聞いて、親として気持ちが軽くなり、心から嬉しくなりました。本当に暖かくも心強い言葉でした。
　私個人の体験から始めたことですが、これが重症児看護を理解する一助になれば幸いです。そして、重症児の生活が快適で希望に満ちたものであるよう願っています。
　以下に論文を掲載します。

修士論文

重症心身障害児施設で働く看護師が親への関わりにおける認識と実践を
経験の蓄積に伴い変化させていくプロセスに関する質的研究
The process of changes in the recognition and practices towards the parents by the nurses
who work at the facilities for the profound multiple disabilities: A qualitative study

---

角本　京子
Kyoko Kakumoto

指導教員：数間　恵子　教授
Tutor : Prof. K. Kazuma

東京大学大学院医学系研究科　健康科学・看護学専攻　看護師コース

Advanced Nurse Course, Division of Health Sciences and Nursing, Graduate School of Medicine,
The University of Tokyo

　重症心身障害児施設で働く看護師が親への関わりにおける認識と実践を経験の蓄積に伴い変化させていくプロセスを記述することを目的に、重症心身障害児施設で働く 20 名の看護師に半構造化面接を行い、Grounded Theory Approach の手法を用いて分析を行った。その結果、重症心身障害児施設で働く看護師が親への関わりにおける認識と実践を経験の蓄積に伴い変化させていくプロセスとして、看護師が子のケアをしっかりすることで親も満足すると考え〈子へのケアの充実〉を行う段階、できる限り親の要望を表出させ、それを子のケアに生かそうとする〈親の要望の反映〉の段階、看護師と親がお互い納得できる子へのケアを模索する〈共通認識の模索〉の段階、施設の限られた資源の中でスタッフ間のケアの統一と入所者一人一人を尊重しようとする意識を持つことを通して〈平等性の追求〉を指向する段階の四段階が抽出された。各段階において親への関わりにおける看護師の認識や実践の内容は異なっていたが、《親には安心して子を預けてもらいたい》という看護師の思いは全ての段階の看護師に共有されており、このプロセスを推し進める原動力となっていたことから、このプロセスにおけるコアカテゴリと考えられた。このプロセスにおいて、職場内でのカンファレンスなど、上司や同僚からのサポートやアドバイスを得る機会を設けることで経験の浅い看護師のストレス軽減が期待できること、カンファレンスで情報を共有しスタッフ間のケアを統一することで、施設全体に対する親の信頼感が増し、さらには施設の限界を親に理解してもらうことで親の積極的な療育への参加が促され、入所者へのよりよいケアが可能となることが示唆された。

Key words: profound multiple disabilities, parents, family nursing, nursing practice,
　　　　　　grounded theory approach

1 緒言

　重症心身障害児（者）は、重度の知的障害及び重度の肢体不自由が重複している病態群である [1]。本邦における重症心身障害児（者）数は、平成 15 年の時点で約 38,000 人と推定されており、その発症原因や病状は多岐に渡っている [2] が、約 7 割は脳性麻痺を有すると言われている [3]。本邦における脳性麻痺の発生率は 1970 年代には 1/ 出生千前後であったが、1980 年代には 2/ 出生千前後となり、中でも重症の脳性麻痺例が 1/ 出生千前後と増加してきている [3]。医療の進歩による生存率の向上により、重症心身障害児（者）数は今後、増加することが予測される。

　重症心身障害児施設（以下、重症児施設）は、児童福祉法に基づく重症心身障害児（者）の医療と生活とを保障する日本独自の施設であり、現在、重症心身障害児（者）の約 3 割が入所・生活する場となっている [1]。在宅で生活する重症心身障害児（者）の親の多くがレスパイトを目的とした重症児施設の利用を希望しており、約 7 割の親が自身が介護不能になった場合に重症児施設への長期入所を希望しているとの報告 [4] もあり、重症児施設に対する需要は今後さらに増加すると考えられる。

　重症児施設入所児（者）（以下、入所者）の療育生活を支えていく上では、入所者本人と親の希望を最優先に考えながら入所者本人にとって最良と考えられるケアを決めていくことが原則とされている [5] が、入所者本人による意思表示が困難な事例も多く、入所者に対するケアを決定していく際に入所者の代弁者として親が果たす役割は大きい。

　一方、親自身も多くの困難を抱えストレスフルな状況にあり [6-9]、支援を必要としている存在 [10] である。入所者の親の思いを明らかにした先行研究では、親は看護師に対して「感謝している」「安心できる」[11,12] といった肯定的な思いだけでなく、多くの要望も有していることが報告されており [11-13]、入所者本人だけでなく親もケアの対象として関わっていく必要性が示唆されている [12]。

　しかし、入所者の親への関わりにおける看護師の認識や実践を明らかにした研究は少なく、事例報告が散見されるのみである [14,15]。入所者の親への関わりにおける看護師の認識と実践を明らかにすることは臨床看護師の優れた看護実践の提示、現状における困難感、問題点の明確化につながり、今後、入所者の親へのよりよいケアを考えていく際の一助になると考えられる。

　また看護師の認識や実践は看護師自身の経験の蓄積に伴い、その内容が変化していくことが指摘されている [16]。重症児施設に働く看護師の親への関わりにおける認識と実践が看護師の経験の蓄積に伴ってどのように変化していくのかを明らかにすることは、熟練した看護師と経験の浅い看護師の経験知の共有につながり、重症児施設における親へのケア、ひいては重症児看護の質向上への一助となると考えられる。

そこで本研究では、重症児施設で働く看護師が親への関わりにおける認識と実践を経験の蓄積に伴い変化させていくプロセスを記述することを目的として質的研究を行った。

② 方法

（1）方法論の選択

本研究の目的が、重症児施設で働く看護師という限定された対象が親への関わりにおける認識と実践を経験の蓄積に伴い変化させていくプロセスを明らかにすることであるため、人間行動の予測と説明に関わり、特定領域における説明力の高い理論を生成するための手法である Grounded Theory Approach [17] を方法論として用いた。

（2）対象

関東地方にある 4 つの重症児施設で働く看護師のうち看護経験が 3 年以上の者を調査の対象とした。対象者は①施設の看護管理者、②既に面接を行った対象者の 2 ルートから紹介を受けた。対象者の選定は、その時点までに行われた面接内容の分析から導かれた今後の比較対照の方向性に適合する対象者の紹介を各ルートに依頼する理論的サンプリング [17] の手法に沿って行い、所属施設、重症児施設における看護経験年数、職位、重症児施設以外における看護経験の有無などが多様になるよう努めた。

（3）データ収集

各ルートより紹介された適格基準を満たす看護師のうち、趣意書にて調査の趣旨を説明し同意が得られた者に対して、対象者の希望の日時に、プライバシーの保たれる個室にて、個別に半構造化面接を行った。面接では、「親とはどのような関係を築こうと考えているか」「親に対して日頃どのように関わっているか」について尋ねた。面接内容は参加者の同意の上、IC レコーダーにて録音し、逐語録を作成した。データ収集期間は平成 19 年 6 月〜 10 月であった。

（4）分析

分析には継続的比較分析法を用いた。まず逐語録をもとにデータを意味のまとまりごとに切片化した上で類似性と差異性に着目しながら概念化する open coding を行い、ついで抽出された概念間の関係を検討しカテゴリ化する axial coding を行った。最後にデータを体系化するためのコアカテゴリを選定しカテゴリ間の関係を整理する selective coding を行い、カテゴリ・概念間の関係を示す結果図を作成した。一連の分析は理論的サンプリングの手法に沿ったデータ収集と同時進行で行った。本研究では、計画立案時から結果を得るまでの全過程において、継続して質的研究を経験した研究者による supervision を受けた。

表1 対象者背景

ID	施設	役職名	重症児看護経験年数	その他の看護経験年数	（主な経験病棟）
1	A	主任	12	2	（呼吸器内科他）
2	B	師長	23	24	（小児神経科他）
3	A	師長	13	15	（脳外科他）
4	A	師長	16	16	（内科他）
5	B	スタッフ	5	—	
6	B	主任	14	7	（外科他）
7	A	スタッフ	5	1	（循環器内科）
8	A	スタッフ	4	3	（高齢者施設）
9	B	スタッフ	3	15	（婦人科他）
10	A	主任	7	27	（循環器科他）
11	B	スタッフ	5	20	（小児科他）
12	A	主任	8	8	（外科他）
13	C	師長	3	24	（神経内科他）
14	C	管理職	13	35	（小児神経科）
15	A	師長	13	9	（循環器科他）
16	D	師長	13	20	（小児科他）
17	A	管理職	20	4	（循環器科他）
18	A	管理職	29	11	（循環器科）
19	A	スタッフ	5	—	
20	D	師長	12	21	（ICU他）

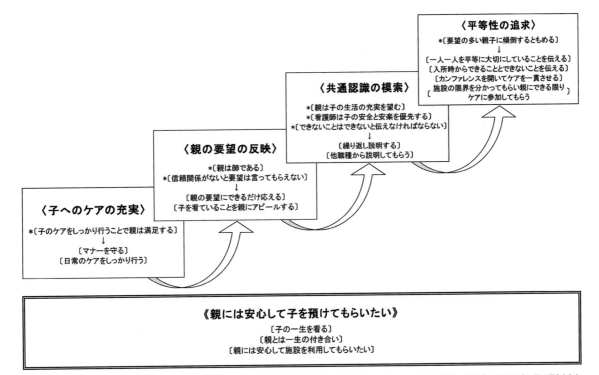

図1 重症心身障害児（者）施設に働く看護師が経験の蓄積に伴い親への関わりにおける認識と実践を変化させていくプロセス

141

（5）倫理的配慮

本研究は東京大学医学系研究科・医学部倫理委員会の承認を得て実施した。調査は強制しないこと、いつでも中止が可能であること、同意しない場合でも不利益を被らないこと、全ての個人情報は他者に明かさないこと、個人を識別できる情報は公にしないことを、趣意書を用いて説明し書面にて同意を得た。

3 結果

　重症児施設で働く 20 名の看護師に半構造化面接を行った。面接時間は 56 分〜 120 分、平均 82 分であった。対象者の看護師歴は 5 年〜 48 年、うち重症心身障害児施設での看護師歴は 3 年〜 29 年であった。対象者の概要を表 1、生成されたカテゴリ・概念間の関係を図 1 に示す。本文中の《 》はコアカテゴリ、〈 〉はカテゴリ、〔 〕は概念、「 」はコード、斜体は対象者の発言、（ ）は研究者による補足を表す。

　分析の結果、重症児施設で働く看護師が親への関わりにおける認識と実践を経験の蓄積に伴い変化させていくプロセスとして、看護師が子のケアをしっかりすることで親も満足すると考え〈子へのケアの充実〉を行う段階、できる限り親の要望を表出させ、それを子のケアに生かす〈親の要望の反映〉の段階、看護師と親がお互い納得できる子へのケアを模索する〈共通認識の模索〉の段階、施設の限られた資源の中でスタッフ間のケアの統一と子一人一人を尊重しようとする意識を持つことを通して〈平等性の追求〉を指向する段階の四段階のプロセスが抽出された。各段階において看護師の親への関わりにおける認識や実践の内容は異なっていたが、《親には安心して子を預けてもらいたい》という看護師の思いは全段階を通して一貫しており、このプロセスを推し進める原動力となっていた。

〈親には安心して子を預けてもらいたい〉

　看護師は、重症児施設に入所している〔子の一生を看る〕こと、〔親とは一生の付き合い〕であることを自覚しており、〔親には安心して施設を利用してもらいたい〕と感じていた。〔親には安心して施設を利用してもらいたい〕という看護師の思いは抽出された四段階を通して一貫しており、プロセスを推し進める原動力となっていた。

〔子の一生を看る〕

　看護師は「施設は病院と違い入所者が一生を過ごすところ」と認識しており、「施設の対応には限りがある」が、「入所者の人生が少しでも良くなるための看護を提供する」よう努めていた。

　人生その場その場に適切な支援をして、その子その子の人生が少しでも良く長くなるようにするのが

重症児の看護なんだって、長くやっていると、ほんとしみじみ思います。(ID18)

〔親とは一生の付き合い〕

　看護師は「親とは子の一生にわたる付き合い」であり、「子にとって親は唯一無二の存在」であるため、「親の意見はとても重要」と感じていた。

　ご家族の意見を無にはできません。それはやっぱりね、一般の病院とかある程度区切られた期間で看るわけじゃないから。一生、亡くなるまで過ごすわけだから。その時に、ご家族の意見を無視するわけにはいかないです。(ID15)

〔親には安心して施設を利用してもらいたい〕

　看護師は「親は子を施設に預けていることに引け目を感じている」「親は自分がいない時に子が面倒を見てもらえているか心配している」「親は自分の死後に子が面倒を見てもらえるか心配している」と認識しており、「親には安心して子を預けてもらいたい」と感じていた。

　やっぱり親御さんとしては、自分の子が、自分がいない時にどういう事しているのかって事に一番興味があると思うんですよね。こういう事してもらっているのかしら、ああいう事してもらっているのかしらっていう思いがあるので、出来る限りお話するようにはしているんですけれども。(ID13)

〈子へのケアの充実〉

　看護師が〔子のケアをしっかり行うことで親は満足する〕という認識のもと、面会に来た親に対しては〔マナーを守る〕態度で接し、子に対しては〔日常のケアをしっかり行う〕よう努めている段階である。

〔子のケアをしっかり行うことで親は満足する〕

　看護師は、親との関わりの経験から「子のケアをすると親は喜ぶ」「子が清潔でいると親は喜ぶ」と認識しており、「子のケアを一生懸命することが親のためにもなる」と感じていた。

　例えば、髪の毛を可愛く結んでくれてどうも有難うございましたとかあるじゃないですか。(中略)お母さんとどういう関係かというよりも、お子さんに何かしてあげることによって、円滑なことが保てる、コミュニケーションが取れるのかもしれない。(中略)お子さんのことを思ってあげることが、一番なのかもしれないですね。(ID7)

〔マナーを守る〕

　看護師は「人間関係における当たり前のことが非常に重要」と感じており、失礼のないよう「言葉遣いに気をつける」「必要なことは伝える」など「マナーを守る」意識を持って親に接していた。

　ちゃんと挨拶するとか、礼儀正しくするとか、人間の基本じゃないけど、そういうのはしっかり持ってやっているつもりですけれど。(ID12)

〔日常のケアをしっかり行う〕

　看護師は「子の身の回りをきれいにする」「子の特徴を把握しその子に合ったケアを考える」など、「常日頃から誰に見られてもいい看護をする」よう心がけていた。

　自分はナースとして看る目を大事にしているから、健康面とかは見るようにしているのと、それと共

に全身色々、生活面でもなるべく把握していたいなって。その子のね、行動パターンとかもなるべく分かりたいな。*(ID1)*

〈親の要望の反映〉

看護師が〔親は師である〕という認識のもと、親の要望を取り入れて子のケアに生かそうとする段階である。しかし〔信頼関係がないと要望は言ってもらえない〕ため、看護師は〔親の要望にできるだけ応える〕〔子を看ていることを親にアピールする〕ことを通して積極的に親との信頼関係を築こうとしていた。

〔親は師である〕

看護師は「親は子の習慣を一番よく知っている」と感じており、「親から学ぶことは多い」と語っていた。また看護師にとって親は情報の提供者にとどまらず「親には頭が下がる」「親にはかなわない」と敬意を感じる対象でもあった。

私達が見ていて、この子はこれが得意かなとか好きかなっていうのが分かるんですけれども、やっぱりより良いことを提供したいということを考えると、親御さん側から家庭での状況をお聞きするのが一番なので。(中略)長年看てこられたお母様からの情報って大きいと思うんですよね、貴重ですし。*(ID13)*

〔信頼関係がないと要望は言ってもらえない〕

看護師は「親は子を預けているとの思いから遠慮がある」こと、「親は仕事のできない看護師には要望を言わない」ことから、「信頼関係がないと要望は言ってもらえない」「言ってくれない親の方が心配」と感じていた。

普段から話して信頼を得た上でじゃないと、お母さん達も色々心を開くまではいかなくても、要望にしても希望にしても信頼が無ければ言ってくれないのかなって。*(ID9)*

〔親の要望にできるだけ応える〕

看護師は「親の要望はもっともだ」と感じており「親の要望をできるだけ引き出し、子のケアに取り入れたい」と語っていた。

なるべくお母さんが言われたことは、してあげたいって。やっぱり家庭でそうやって育ってきて、習慣とかもあるので、そういうのとかもできるだけ取り入れてあげたい。*(ID5)*

一方で、「親の要望は尽きることがない」ため、「施設では対応しきれないこともある」と感じながらも「できないとは言いづらい」とする看護師の声も多く聞かれた。

やっぱりおうちで自分で看ているお母さんは、同じ事を私達にして欲しいっていうのがあるので、(中略)できる限りするようにはしているんですけど。でもかなり人が少なくって難しい部分があって、それをどうやってお母さんに納得していただけるか。出来ないことを出来ないとは、なかなか言えなくって。*(ID9)*

〔子を看ていることをアピールする〕

看護師は「アピールしないと、しっかりケアをしていても親には伝わらない」と感じており「面会時に子の近況報告をして、普段から子に接していることをアピールする」「身の回り

など目に見えるところをきれいにしてアピールする」ようにしていた。

　その方の生活をね、お話することから信頼して頂けるのかなとか思っています。反応が少ない方が多いので、特に私が今働いている所が超重症児の病棟の方が多くて、呼吸器を付けていたりとか反応のない方が多いので、その中でも今日こんな事をしたらちょっと笑いましたよとか。そういう感じで私達も見ていますよというアピールをしてからお話をしているんですけど。*(ID9)*

〈共通認識の模索〉

　看護師が〔親は子の生活の充実を望む〕〔看護師は子の安全と安楽を優先する〕という両者の認識の違いに気付いたうえで、〔できないことはできないと伝えなければならない〕と考え、〔繰り返し説明する〕〔他職種から説明してもらう〕ことを通して、お互いが納得できるケアを模索する段階である。

〔親は子の生活の充実を望む〕

　看護師は「親は子の生活を充実させたい」という要望を有していると感じていた。しかし親の要望は看護師にとって時に子の現在の病態には即しておらず、このことが「親は病態を理解していない」「親の理解は子が小さい時のままで止まっている」という看護師の認識につながっていた。

　お母さんは、生活の場として充実させて欲しいっていう希望の方が多くて大きいですかね。お食事食べられなくて注入の方でも、季節の例えば春だったらちょっと春らしいお菓子とかを一口でもいいから食べさせて欲しいとかってあって。そういう生活を楽しむとか、普通の、朝だからパジャマから服に着替えるとかそういうことなんですけれどもね。*(ID9)*

〔看護師は子の安全と安楽を優先する〕

　看護師は「命を預かっている責任がある」「体調を優先してこそ子も親も生活を楽しめる」という思いから、「子本人を守らなければいけない」と考えていた。

　ハンモックだとかトランポリンだとかそういう運動系のものとか見ていて、この人には危険だと思う時とかは止めますし。それでご本人が楽しんでいらしたとしてもそれはやっぱり止めますね。楽しければいい訳ではない、やっぱり命あってのものだと思いますし。それで何かあっても後悔しないからやって下さいって言う親御さんもいるかもしれないけど、やっぱりそれは出来ないですね。看護師としては命を預かっている責任もありますし、それはちょっと出来ないですね。*(ID11)*

〔できないことはできないと伝えなければならない〕

　看護師は「長い付き合いとなる親と看護師は同じ方向を向いてケアをする必要がある」と考え、親の要望を聞くだけではなく、「看護師としてできないことはできないと親に伝えなければいけない」と感じていた。

　お家で生活しているそのものを施設でもというのは、親御さんの思いだとは思うんですけれども、勿論そういう風にしてあげるのが一番いいのだと思いますけれども、手の掛け方とか、時間的なものとか、全く違うので、出来ない事はやりますとは言ってはいけないのかと思うんです。逆に、危険が伴うようなこと、予知できること、これはちょっとこの時間には危ないよねって思うことは、時間をずらしても

らうとか、そういう事は必要かなと。（中略）了解を得て、これは出来るけれども、お母さん、これはちょっと、こういう風にさせて下さいって言うことは、必要だなって思います。(ID11)

〔繰り返し説明する〕

　看護師は、あきらめずに「できない理由を説明する」「母の分かる範囲のことを分かる言葉で説明する」ことで、「分かってもらえるまで繰り返し説明する」努力をしていた。

　その人の分かる範囲で分かる言葉で説明して差し上げて、この人はこうですよ、苦しいんですよという事を繰り返し繰り返ししつこくやらないと。(ID14)

〔他職種から説明してもらう〕

　看護師はできないことがあることを親に納得してもらうため、「医師から説明してもらう」「他職種の意見を伝える」という方法を取り入れていた。

　それは良くないですよねって。それは、私たちだけじゃなくて、医師からも言うし、訓練士さん、PT さん、OT さん、そういう経験からも、やっぱりちょっと無理ですよねって。(ID6)

〈平等性の追求〉

　看護師が〔要望の多い親子に傾倒するともめる〕ことをはっきりと認識し、〔一人一人を平等に大切にしていることを伝える〕こと、〔入所時からできることとできないことを伝える〕こと、〔カンファレンスを開いてケアを一貫させる〕ことを通して、〔施設の限界を分かってもらい親にできる限りケアに参加してもらう〕ことを目指す段階である。

〔要望の多い親子に傾倒するともめる〕

　看護師は、「要望の多い親子のケアに傾くと他の親から苦情が出る」「一人を特別扱いすると他の親からも要望が増える」という体験を通して、「親の要望の強さによって子へのケアに差が出てはいけない」と実感するようになっていた。

　強い口調でおっしゃるお母さんとかが来ると、他のお母さん達もそういう姿を見ているので、その強く言うお母さんのお子さんだけ看ているんじゃないかって。決してそうではないんですけれど、やっぱりそういう風に見られるようで、そうなると途端にほかのお母さんもうちの子がどうのこうのっていうのが一斉に出てくる感じ。(ID9)

〔一人一人を平等に大切にしていることを伝える〕

　看護師は施設の限界を親に分かってもらい、無理な要望の表出を防ぐためには、「看護師全員が入所者一人一人を平等に大切にしていることが親に伝わる」ことが必要であり、そのためには「日頃から一人一人の命を尊重する気持ちを大切にする」こと、「一人一人に本当に必要なケアを適切に行う」こと、「若い職員の教育を行う」ことが不可欠だと感じていた。

　うちの子はって比較させないような雰囲気を作っていかなくちゃいけないと思うの。（中略）しっかり貫かないと、どうしてもお母さん達も、優劣に考えたりとか、うちの子は面倒を見てもらっていないんじゃないかとか、うちの子は言えないから声をかけてもらえないんじゃないかとか、そういう風になっちゃうと思うのね。だから、機会があるごとにそういうことは伝えて行かなくっちゃいけないんだなと思った。(ID18)

〔入所時からできることとできないことを伝える〕

　看護師は「親の要望は入所時に多い」が、「できると一度言ったことを後からできないと言っても親は納得してくれない」ことから、「できないこともあることを入所時から親に了承してもらう」といった、入所時から一貫した姿勢をとることの重要性を認識するようになっていた。

　入って来られた時にお家でのやり方とかを全部飲み込んで、「お任せください」って言うのは、私はすごく危険だと思っているんですよ。(中略) 出来ない事までを飲み込んでしまって、それがトラブルになるっていうのは非常に良くないことなので。ここまではできますけれどこれはこういう風にさせて下さいって言うので、やっぱりトラブルを防いだりとかすることで、とても大事な事だと思っているんですよ。(ID11)

〔カンファレンスを開いてケアを一貫させる〕

　看護師は「カンファレンスで情報を共有する」「プライマリーが行っているケアが全員でできるものかを検討する」ことでケアを統一し、看護師によって子のケアに差が生じないよう努めていた。

　のめりこんじゃって他が見えない、その人だけ、では困りますよね。私達には限りがあって、その中でどういうふうにできたら平等か、みんなで話し合って、バランスをとるために、カンファレンスとかが必要になって来るんだと思います。(ID14)

〔施設の限界を分かってもらい親にできる限りケアに参加してもらう〕

　看護師は「親は施設の事情を分かってくれると、自然にケアに参加してくれるようになる」と感じており、どうしても超えられない施設の限界を親に理解してもらい「親に可能な範囲で療育に参加してもらうことで、よりよいケアが可能になる」と考えるようになっていた。

　お母さん達に望む事っていえば、勿論預かった以上は子に対して一生懸命責任を持って看ますけれども、ただ、施設の職員だけではやっぱりできないし、施設でできることはやっぱり内容が限られちゃう。できる可能性がね。どうしてもうちにいる子に比べて少ないと思います。(中略) その足りない所を、お母さん達が補ってくれれば、一番理想かなとは思います。(ID17)

4 考察

(1) 重症児施設における親への関わりの特徴

　本研究では、重症児施設で働く看護師が親への関わりにおける認識と実践を経験の蓄積に伴い変化させていくプロセスとして、〈子へのケアの充実〉〈親の要望の反映〉〈共通認識の模索〉〈平等性の追求〉の四段階が抽出された。プロセス全体を通じて、《親には安心して子を預けてもらいたい》という思いは共通しており、このプロセスにおけるコアカテゴリと考えられた。入所者の親の思いに関する先行研究では、親は子どもに対して「心配」と「安心」の2種類の思いを有していることが報告されている (12,13)。本研究の対象者は四段階のいずれの段階においても一貫して《親には安心して子を預けてもらいたい》という思いを抱いており、親

の「心配」という気持ちを「安心」へとつなげていこうとする姿勢を有していた。優れた看護実践のためには高度な経験およびよい仕事を行おうという動機づけが不可欠であるとされるが[16]、重症児施設に働く看護師が行う親への関わりにおいては、《親には安心して子を預けてもらいたい》という思いが動機となり、これを目指しながら経験を蓄積することによってプロセスは推し進められていた。

　重症児施設に働く看護師に対する入所者の親の思いに関する先行研究では、親は看護師に対し「感謝している」「安心できる」といった肯定的な思いに加え、「世話になっていることへの遠慮」も感じていることが報告されている[11-13]。このような親の思いに対して、本研究の対象者は第二段階以降、入所者によりよいケアを提供するために入所者の習慣を一番よく知っている親にできるだけ要望を表出してもらえるよう努めていた。

　第三段階以降、対象者は〔親は子の生活の充実を望む〕〔看護師は子の安全と安楽を優先する〕という両者の認識の違いを自覚し、親の要望を聞くだけでは必ずしも入所者へのよりよいケアにつながらないこともあるため、親に対して〔できないことはできないと伝えなければならない〕と考え〈共通認識の模索〉に努めていた。このような看護の対象者と看護師の共通認識を模索しようとする働きかけは、キングの目標達成理論における相互浸透行為[18]に相当すると考えられる。相互浸透行為とは患者と看護師がコミュニケーションをとおして共通目標を設定し、それを達成するために行う行為であり、この行為によって患者と看護師の共通目標は達成されるとされている。

　しかし本研究では、相互浸透行為に当たる第三段階に続き、〈平等性の追求〉という第四段階も抽出されている。本研究で抽出されたプロセスが相互浸透行為にあたる第三段階で完結しない原因として、重症児施設が入所者の医療と生活の両側面を保障する場であることが考えられる。重症児施設は医療の場であると同時に生活の場でもあるため、医療的観点から親と看護師の共通認識を模索するだけではなく、生活の場としての充実についても親との共通認識を形成していくことが求められる。しかし医療と生活の両側面を充実させるには、現状では配属人員が不足しているため、〈平等性の追求〉を通して施設の限界を親にわかってもらい、施設で対応しきれない部分に関しては親に補ってもらうという姿勢をとらざるを得ないものと考えられる。

（2）臨床への示唆

　本研究では、第二段階において「施設の対応には限界がある」と感じながらも「親の要望はもっともだ」との思いから「できないとは言いづらい」と語る対象者が見られた。これは子の最善の生活を願う親の要望は至極当然のものとの思いから、看護師が過剰な役割期待を感じ役割葛藤によるストレス[18]が生じているものと考えられる。「患者・家族との関わり」「理想と現実とのギャップ」は、経験の浅い看護師の離職につながるストレス要因であることが指摘されており[19]、看護師のこのようなストレスに対する対応策の検討は、安全で良質な

看護実践のための重要な課題である。役割葛藤およびストレスの軽減には、職場内の上司や同僚からのアドバイスやサポートの有効性が示唆されている (19,20)。職場内でのカンファレンスなど、経験豊富な上司や同僚からアドバイスやサポートを得る機会を設けることは、経験の浅い看護師のストレス軽減に有効であり、看護の質向上にもつながると考えられる。

　重症児施設は入所者が一生を過ごす場所であるため、本研究の対象者は「入所者の人生が少しでも良くなるための看護を提供する」ことが大切であると語っていた。そのため、親の要望を聞いて子のケアに生かそうとするが、「親の要望は尽きることがない」うえに「一人を特別扱いすると他の親からも要望が増える」ことがあり、親の要望を聞くだけでは入所者へのケアが適切に行えなくなることを本研究の対象者は感じていた。親からの要望の有無にかかわらず、看護師が入所者一人一人を大切にし、個人個人に本当に必要なケアを適切に行うことが《平等性の追及》であり、重症児施設における親への関わりにおいては、この姿勢が求められていた。単に入浴や余暇活動等が同頻度に実施できることを目指しているのではなく、入所者全員が平等にその人にとっての最善な生活となるように限られたマンパワーを分配しなければならないと考えているのである。しかし、個々の看護師の認識に基づいて入所者を平等にそれぞれの最善の生活に近づけることは容易ではないため、カンファレンスを開いてチームでの検討が必要となる。カンファレンスによって情報が共有され、看護師間のケアが統一されることにより、親は特定の看護師に対してではなく、施設全体を信頼でき、より安心して子を預けられるようになると考えられる。

（3）本研究の限界と今後の課題

　本研究では対象者のリクルートにあたり機縁法を採用したため、対象者に偏りがある可能性がある。また対象者が所属する重症児施設はいずれも東京都にあり地域性を十分に考慮した分析ができたとは言い難い。今後はより一般化可能性の高い、地域差を考慮できるような研究が求められる。

　また、本研究は重症児施設に働く看護師を対象として親への関わりにおける認識や実践を尋ねた研究であり、入所者やその親にとってよいケアとは何かを尋ねた研究ではない。入所者やその親にとってのよいケアを規定するためには入所者やその親の視点からケアの評価を行う必要があろう。

　また、本研究では重症児施設で働く看護師が親への関わりにおける認識と実践を経験の蓄積に伴い変化させていくプロセスを記述することを目的としたため、対象者に想起してもらう親子の施設利用形態を短期利用のみ、長期利用のみに特に限定しなかった。レスパイトを目的とした施設の短期利用の必要性は、重症児施設がない海外においても指摘されており (21)、今後、施設の利用形態を限定した上で、親への関わりにおける看護師の認識と実践を利用形

態別に詳細に明らかにすることには意義があると思われる。

　また、本研究により看護師が親への関わりにおける認識と実践を経験の蓄積に伴い変化させていくプロセス自体は明らかとなったが、このプロセスの進行には臨床経験年数や職位だけでなく、育児経験や大学院での修学など多様な要因が関連しており、プロセスの進行に関連する要因の体系化には至ることができなかった。今後、どのような要因がプロセスの進行を促すのかを検討することが看護師のキャリアマネジメントの観点からも求められる。

5 結論

　重症児施設で働く看護師が親への関わりにおける認識と実践を経験の蓄積に伴い変化させていくプロセスを記述することを目的に、重症児施設で働く 20 名の看護師に半構造化面接を行い、Grounded Theory Approach の手法を用いて分析を行った。その結果、〈子へのケアの充実〉を行う段階、〈親の要望の反映〉の段階、〈共通認識の模索〉の段階、〈平等性の追求〉を指向する段階の四段階のプロセスが抽出された。各段階において親への関わりにおける看護師の認識や実践の内容は異なっていたが、《親には安心して子を預けてもらいたい》という看護師の思いは全ての看護師に共有されており、またこの認識がプロセスを推し進める原動力ともなっていたことから、このプロセスにおけるコアカテゴリと考えられた。このプロセスにおいて、カンファレンスを通した経験の浅い看護師へのサポート体制の充実やケア統一の重要性が示唆された。

6 謝辞

　本研究は、「平成 19 年度科学研究費補助金 (基盤研究 (A))、課題番号：17209067、研究代表者；菅田勝也、研究課題；看護の人材資産形成のためのコンピテンシーとキャリア発達課題の体系化」の一部として行われた。調査に快くご協力くださいました看護師の皆様に心より感謝申し上げます。また、懇切丁寧にご指導くださいました数間恵子教授、田中真琴助教、落合亮太様をはじめ、東京大学大学院成人看護学 / 緩和ケア看護学分野の皆様に深謝致します。

【文献】

1) 江草安彦監修. 重症心身障害療育マニュアル第2版. 東京：医歯薬出版株式会社；2005
2) 中村博志. 重症心身障害児の発生原因と診断. 小児看護. 2001；24(9)：1074-81
3) 鈴木文晴. 本邦における脳性麻痺と重症心身障害との疫学的側面，およびそれらの医療福祉制度とその社会経済的側面. 小児科臨床. 1996；49：2489-96
4) 三宅捷太. 家族のQOL. 脳と発達. 1996；28：214-9
5) 藤岡一郎. 重症児のQOL「医療的ケア」ガイド. 京都：クリエイツかもがわ；2005
6) Harris VS, Machale SM. Family life problems, daily caregiving activities, and the psychological well-being of mothers of mentally retarded children. Am J Ment Retard. 1989；94(3)：231-9
7) Damrosch SP, Perry LA. Self-reported adjustment, chronic sorrow, and coping of parents of children with Down syndrome. Nursing Research. 1989；38(1)：25-30
8) Brehaut JC, Kohen DE, Raina P, Walter SD, Russell DJ, Swinton M, et al. The health of primary caregivers of children with cerebral palsy: How does it compare with that of other canadian caregivers？ Pediatrics. 2004；114(2)：182-91
9) Johnson RF, O'Reilly M, Vostanis P.Caring for children with learning disabilities who present problem behaviours: A maternal perspective. Journal of Child Health Care. 2006；10：188-98
10) Bailey DB, Blasco PM, Simeonsson RJ. Needs expressed by mothers and fathers of young children with disabilities. Am J Ment Retard. 1992；97(1)：1-10
11) 飯室みさ子, 中込美三子, 北村愛子. 重症心身障害児・者施設に子どもを入所させている親の看護者に対するニーズ. 日本看護学会論文集(小児看護). 2000；31：103-5
12) 深海真里子, 長谷川隆雄, 原恵美子, 花房千栄香. 長期入所している重症心身障害児(者)に面会する親の「思い」の分析. 日本看護学会論文集(小児看護) 2000；31：106-8
13) 大谷地芳子, 中野みい子, 長谷川淑子, 阿部裕子, 内田陽子. 慢性入院患者を持つ家族の思いの変化の構造. 日本看護学会論文集(小児看護). 2002；33：124-6
14) 藤木悦子, 河野美津子, 八木和美, 佃寿美江, 友沢安美, 佐野のぞみ. 育児意欲を失った母親への働きかけ－重症心身障害児(者)の療育に参加し成長・発達を実感した母親の変化－. 日本重症心身障害学会誌. 2001；26(3)：65-8
15) 磯邊優子, 木村加奈子, 小出信雄. 母親の思いや希望に添った支援―18トリソミー児での経過を通して―. 日本重症心身障害学会誌. 2004；29(2)：167
16) Benner P. 井部俊子, 井村真澄, 上泉和子訳. ベナー看護論新訳版 初心者から達人へ. 東京：医学書院；2005
17) Glaser BG, Strauss AL. 後藤隆, 大出春江, 水野節夫訳. データ対話型理論の発見. 東京：新曜社；2006
18) King IM. 杉森みと里訳. キング看護理論. 東京：医学書院；2007
19) 大村知美, 牛之濱久代, 赤井由紀子, 秋山満千栄, 三谷明美, 高野静香. 看護職者の離職希望につながるストレスについて―卒後3年未満の看護職者に対するアンケートより―. 日本看護学会論文集(看護管理). 2005；36：253-5
20) 酒井淳子. 看護師の心理的well-beingに対する職場におけるソーシャルサポートの効果. 日本看護科学会誌. 2006；26(3)：32-40
21) Heaton J, Noyes J, Sloper P, Shah R. Families' experience of caring for technology-dependent children: A temporal perspective. Health and Social Care in the Community. 2005；13(5)：441-50

V章

児童発達支援センター
マイムの活動

児童発達支援センター「マイム」の活動

児童発達支援センターマイムセンター長 　田添 敦孝

1 はじめに

　令和3（2021）年3月1日に児童発達支援センターマイムが開設されました。この施設は、社会福祉法人天童会が東村山市を中心に、「地域のすべての子どもたちが、安心できる環境で子どもらしく過ごし、未来につながる生きる力と個性を大切に、子どもたちの可能性を信じて支援すること」という理念に、「インクルーシブ」、「アクティブラーニング」、「発達支援」の3つのコンセプトで、SLP（Sustainable Life Project）センターアークを開設されました。アーク（Ark）とは大洪水から生物を救うために建造された「ノアの箱舟」を意味し、地域のすべての子どもたちが、安心できる環境で子どもを安全で安心な世界に救う願いを込めて、名付けられました。当初SLPセンターアークの施設は児童発達支援センターマイム、小規模認可保育園エメット、アーク子どもクリニック、アークこども相談センターの4つの複合施設として開設されましたが、令和5（2024）年3月31日に、経営上の課題から児童発達支援センターマイムと、エメット保育園の2つの事業で新たにスタートしました。

2 児童発達支援について

（1）重症心身障害児の早期支援について

　児童発達支援は、障害のある未就学の子どもたちに対して、早期の専門的な支援を行う機関として位置づけられました。それでは、どうして未就学の子どもたちに対して、専門的な早期支援が必要なのでしょうか。

　人の脳は4歳までに急激に成長し、5歳になると脳の85%程度まで発達すると言われます。幼児期の成長時期に応じた刺激を与え、基礎をしっかりつくっていくことがとても大切なのです。人としてのしっかりとした土台があれば、いろいろな思考や感情のコントロールなど、高度な分野をつかさどる脳の実行機能の力が築けます。この成長時期は、重い障害をもつ重症心身障害のある子どもたちにとっては大切な時期になります。

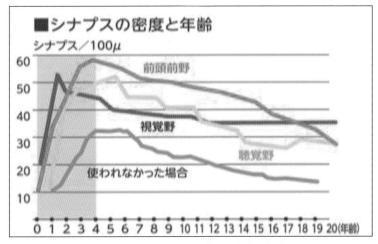

図1　脳のシナプスの密度と年齢

(ピーター・ハッテンロッカー（1990）「いろんな年齢でのシナプスの平均密度」より)

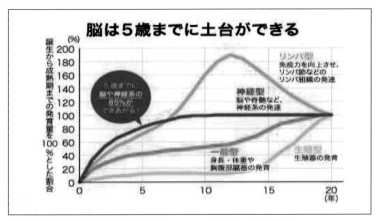

図2　スキャモンの発達・発育曲線

(「スキャモンの発育曲線（子どもの脳と体の発育）」Scammon R.E.etal（1930）より)

　特に、幼児期は脳が急速に発達します。脳の神経回路は与えられた刺激に応じて形成されます。生まれた瞬間やその後の数カ月から数年間は、幼い子どもが暮らしのなかで経験する接触、動き、情緒のすべてが、脳内で爆発的に何十億もの細胞がネットワークに組織され、何兆ものシナプスで結ばれていくのだそうです。子ども時代の初期には親や家族やその他の成人との間の経験や対話が、子どもの脳の発達に影響し、十分な栄養や健康やきれいな水などの要因と同じぐらい大きな影響力をもちます。この期間に子どもがどのように発達するかが後の学校での学業の成否を決め、青年期や成人期の性格を左右します。特に、医療的ケアを必要とする子どもたちの多くは、低体重児や極低出生体重児で出産し、脳性麻痺などの運動障害や、知的障害などの合併症の頻度が高いことが知られていますが、運動発達や言葉の発達が遅く、後から追いついてくる場合もあり、早期の適切な支援が、乳児期から幼児期前半にかけてとても重要です。障害のある子どもだからこそ、０歳を含む、できる限り早期の脳

の発達保障、リハビリテーションを受けられる療育環境が大切であり、できるのであれば可能な限り、親や家族だけでなく「その他の成人」と「働きかけをしてくれる友人」からの刺激が大切で、医療的ケアに配慮する医療者のみならず、訪問リハや居宅型訪問支援を含む療育支援が0歳から必要になっています。

　また、海外の研究においても虐待を受けている子どもの中で、未熟児や低出生体重児の割合が15-30%を占めていたと報告されています。我が国においても（子どもの虐待予防に向けて．大阪児童虐待研究会.1998)が、虐待ハイリスクのうち15.3%が未熟児で、虐待に至った事例では18.3%が未熟児であったとしています。そのため、低出生体重児への支援を考えていく場合でも、虐待予防に大きく影響するのです。

　児童発達支援は、地域社会への参加・包容（インクルージョン）を子育て支援の重要な役割を担っている機関なのです。

（2）児童発達支援の役割について

　こうした社会的背景の中、平成24（2012）年の児童福祉法改正において、障害のある子どもが身近な地域で適切な支援が受けられるように、従来の障害種別に分かれていた施設体系が一元化され、この際、児童発達支援は、主に未就学の障害のある子どもを対象に発達支援を提供するものとして位置づけられました。

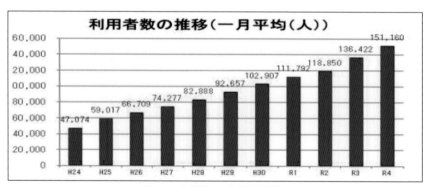

図3　自動発達支援の現状

（厚労省令和4年9月29日第3回障害児通所支援に関する検討会より）

　児童発達支援は、地域の発達に遅れや障害があると思われる未就学の子どもやその家族に対して、専門的な支援を行う機関です。子どもの発達状況やニーズに応じて、個別または集団での療育や相談を提供したり、子どもや家族と連携したりして、学校や地域の支援体制を整えるための協力や調整を行います。また、子どもや家族に必要な情報や知識を提供し、自立や社会参加を促進するための教育や啓発を行う機関です。

　特に、児童発達支援の役割は、医療機関では診断が出ていないケースでは、保護者が子育てをしている中で、多くの困りごとや、育てにくさを感じる子どもへの支援が急務になっていることが、図3に示すように利用の増加にも示されています。

令和4年度までの児童発達支援の利用者推移は、図に示すようになっています。令和元（2019）年度には、全国で約30万人の児童が発達支援を受けましたが、令和2（2020）年度には約35万人に増加しました。令和3（2021）年度には、新型コロナウイルスの影響で利用者数が減少しましたが、令和4（2022）年度には回復傾向にあります。令和5（2023）年度には、さらに利用者数が増加する見込みです。児童発達支援の需要は高まっており、今後も充実したサービスの提供が求められます。

こうして、子どもたちの個別のニーズに応じて、医療や保育・教育、福祉などの分野と連携して、総合的な支援プランを作成し、実施することが必要です。また、子どもたちだけでなく、その家族や地域とも協力して、子どもたちの成長をサポートすることです。そして、早い段階から子どもたちの個性や能力を尊重し、その発達段階に応じて柔軟に対応することです。また、早期から、子どもたちが自分らしく生きるために、基本的で必要なスキルや知識を身に付けることを目指すことにより、子どもたちが安心して暮らせる環境を整備することができるのだと思います。

（3）児童発達支援について

児童発達支援は、とても人の成長、特に障害のある子どもの成長に大きく関わる時期にある主に未就学の障害のある子どもに対して、集団療育及び個別療育を行う必要がある身近な地域における通所支援を行う施設です。繰り返しになりますが、特に通所給付決定を行うに際し、医学的診断名又は障害者手帳を有することは必須要件ではなく、療育を受けなければ福祉を損なうおそれのある子どもも利用が可能な機関です。また、発達支援の必要な子どもについては、市町村保健センター、児童相談所、保健所等の意見書で利用が可能になります。

現在、児童発達支援事業の担い手は、本センターのような児童発達支援センターと児童発達支援事業所となります。特に児童発達支援センターは、通所利用の障害のある子どもへの療育やその家族に対する支援を行うとともに、専門機能を活かして、地域の障害のある子どもやその家族の相談支援、障害児を預かる施設への援助・助言を行う地域の中核的な支援施設であります。そのため、センターと事業所では、主な人員配置、利用定員等に応じた単位設定による基本報酬単価も異なります。

こうした中、令和6（2024）年度診療報酬改定に伴い、児童発達支援センターの在り方の検討がなされ、センターが果たすべき役割・機能が明確でない現状を踏まえ、地域の中核的な支援機関として
・幅広い高度な専門性に基づく発達支援・家族支援機能、
・地域の事業所へのスーパーバイズ・コンサルテーション機能、
・地域のインクルージョン推進の中核機能、
・発達支援の入口としての相談機能を制度上明確化

以上の役割と機能を発揮が促される検討がなされています。また、平成24（2012）年改正により、身近な地域で支援を受けられるよう、従来の障害種別ごとの体系を一元化しましたが、センターは「福祉型」「医療型」と障害種別で通所先が分かれ身近なセンターが利用できない状況が残っていることや、保育士等の配置が少なく「遊び」を通した発達支援が十分できない現状を踏まえ、障害種別に関わらず身近な地域で必要な発達支援が受けられるよう、「福祉型」「医療型」を一元化する方向で必要な制度が改定される方向となりました（2023年11月現在）。

3 児童発達支援センターマイムの活動

　本センター「マイム」は3つの通所事業のクラスと2つの訪問事業になっています。

　まず、「マイム」とはヘブライ語で水を意味します。どんな色に見える水も、手ですくえば同じ透明な水です。いろいろなカラーに見える子どもたちも、全て皆、同じ子どもたちです。それぞれのカラーを大切に、交じり合って成長することができるような共生社会の実現の願いを込めて名付けられました。そして、本センター「マイム」は地域のすべての子どもたちが、子どもらしく共に成長できる場所になってほしいと思っています。

　本センター「マイム」は、通所事業の1つは人工呼吸器等、医療的ケアを必要としたり、身体に障害が重い障害を持つ重症心身障害児の「ひかりクラス」と、知的障害と発達障害を合わせ有する重症心身障害児以外の障害を持つ子どもの「にじクラス」、そして医療機関の診断などはされていませんが、発達に何らかの障害がある子どもの「そらクラス」です。訪問事業は、保育園や幼稚園、あるいは小学校に赴いて、子どもの支援を保育士や教員等にアドバイスを行う保育所等訪問支援と、重症心身障害のある子どもで保育園や幼稚園に通うことが困難な子どもに、自宅で支援を行う居宅訪問型児童発達支援の「かぜクラス」があります。特に、「ひかりクラス」と「にじクラス」は支援の時間が午前9時から午後5時まで実施することで、障害のある子どもの保護者の就労支援を行っています。また、「ひかりクラス」は看護師が同乗する送迎も行い、保護者の就労支援を行っています。

　「ひかりクラス」「にじクラス」は、保育士、児童指導員、看護師、理学療法士等の多職種の職員が、子どもの障害の特性や生活年齢に応じて、特に生活の基盤である、日常の生活力、人との社会性やコミュニケーション力を培うことを目的として支援を行っています。また、できる限り、地域の保育園や幼稚園を併用できるよう、インクルーシブな支援を促しています。

　「そらクラス」は主に保育園や幼稚園を併用し、発達に何らかの課題のある子どもの支援を短時間、実施しています。主に、保育士、児童支援員、理学療法士、作業療法士、言語聴覚士が個別や小集団の支援を行っています。医療機関とは異なり、短時間の支援でも楽しく主体的な活動から、人としての基礎的な力を培い、その力を基盤に地域の保育園や幼稚園での

生活がスムーズ送れるよう支援を行っています。

「かぜクラス」の保育所等訪問支援は、保護者の申請により、本センターの専門職が障害や発達に課題のある子どもが在籍している保育所、幼稚園、小学校、学童クラブ等へ訪問します。幼稚園や学校での子どもの行動観察を行った上で、集団生活へ適応するための環境設定や合理的配慮等について専門的な助言や相談対応を行い、訪問支援後は保護者に対して報告を行います。特に、肢体不自由のある子どもには、理学療法士や作業療法士の訪問支援員が、子どもの状態に合わせた運動やリハビリ、コミュニケーション支援を行います。また、知的に課題のある子どもには言語聴覚士、心理職の訪問支援員が、子どもの発達に合わせた言葉の教育やコミュニケーション支援を行います。こうして、保育所等訪問支援は、子どもたちが地域で暮らすための支援を行うことで、共生社会の実現につながる重要な取り組みです。

居宅訪問型児童発達支援は、従来の児童発達支援は、基本的に通所という形で発達支援が行われています。しかし、病院から退院後、自宅で訪問看護等の支援を受ける障害の重い子どもは、すぐに外出して保育園や児童発達支援事業所等に通所することが難しい子どもたちは、早期の必要な発達支援を受けたくても通所できないことで支援を受けることが難しいという課題がでてきました。そこで平成30（2018）年に新たに「居宅訪問型児童発達支援」が新設され、外出することが難しい子どもたちの発達支援のために自宅に訪問する発達支援の制度が始まりました。本センターでは、令和6（2024）年より居宅訪問型児童発達支援が始まりました。訪問する専門職は今のところ発達支援の専門家である理学療法士・作業療法士等の支援です

こうして、居宅訪問型児童発達支援は、子どもたちが地域で暮らすための支援を行うことで、共生社会の実現につながる重要な取り組みだと考えます。

4 重症心身障害児クラス「ひかりクラス」の取り組み

「ひかりクラス」の子どもたちが、最近楽しんでいる取り組みを紹介します。

（1）スヌーズレンルームの取り組み

本書でも、解説をしてくださいました、東洋大学ライフデザイン学部人間環境デザイン学科 嶺也守寛教授が共同でデザインされたスヌーズレンルームがあります。この空間は、障害のある子どもたちが癇癪などで気持ちがワサワサと波立って落ち着かない時に、駆け込む部屋です。部屋に入るなんとなくとてもやさしく包み込んでくれる空間です。また、単に「落ちつくお部屋」だけでなく、障害の重い子どもたちにとって、興味、関心を引き出してくる様々な物があり、ついじっと見入ってしまい、何気なく、手や指、身体が動

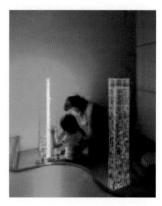

いてしまうのです。

　この部屋には、大きな筒の「バブルチューブ」が3本、設置されています。3本とも、光に照らされた泡とととともに、色とりどりのボールが上がってきますが、特にその内の1本は、子どもたちに人気の「バブルチューブ」があります。センサーが取り付けられており、指で軽く触れただけで、色が青や緑、オレンジと光が様々に変化する「バブルチューブ」は、重い障害のある子どもたちが自由な姿勢で、自らの手を伸ばして、色や泡の変化を楽しむことができるのです。本当に魔法のお部屋が「スヌーズレンルーム」なのです。

（2）感覚遊具室の取り組み

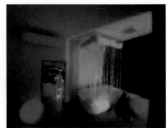

　感覚遊具室には、ブランコ、トランポリン、ボールプール、ボルダリングや様々な遊具が設置された部屋です。また、子どもの身体の動きを楽しみながら促す遊具も、多く用意されています。特に、障害の重い子どもたちにとって、感覚遊具遊びは、重力や圧力を感じることができるため、とても大切な取り組みです。

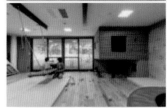

　トランポリンやボールプールは、重い障害のある子どもたちにとって、圧力を感じることができるため、感覚統合に役立ちます。また、トランポリンは、身体のコントロール能力を向上させることができるため、バランス感覚を養うことができます。
ブランコ等のスライドやスイングは、重い障害のある子どもたちにとって、重力を感じることができるため、感覚統合に役立ちます。こうして、子どもの感覚統合の力の中で、特に固有覚や前庭覚の力を養うことは、将来のことを考えても、障害の重い子どもたちにとって、とても大切な取り組みなのです。

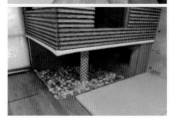

（3）BabyLoco（ベビーロコ）の取り組み

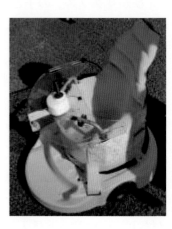

　シュクレ等の市販の座位保持椅子を載せて、自分で操作して室内を移動する移動支援機器です。丸い形状とタイヤ配置の工夫により小回り性能が良いため、室内を自由に探索でき、身体に重い障害がある子どもでも、自ら移動することができない子どもであっても、「自分で動きたい」という好奇心は誰でも持っています。そうした「自ら移動したい」という楽しいワクワクする気持ちを引き出す、素晴らしい発達支援機器がBabyLoco（ベビーロコ）です。特に、就学前の幼児期における重症心身障害など身体にも重い障害のある子どもたちがわずかな手や指の操作で、自らの意思で移動して探索して興味、関心、意欲などを高めることは、障害の重い子どもたちの主体

的な力を伸ばす素晴らしい取り組みなのです。

5 今後の方向について

　児童発達支援の大きな役割の一つとして、子どもたちの自立と社会参加を目指した共生社会の実現があります。子どもたちの早期の段階から、子育て支援施策全体の中で障害の子どもへの支援を進めて、インクルージョンを推進していくことが重要です。そのためにも、児童発達支援は就学前の子どもたちの通所支援による就学も含めた発達支援の充実と同時に、保護者支援や、更には保育所や幼稚園の支援を進める地域支援の充実を図りながら、インクルージョンを進めていく必要があります。

　本センターもインクルージョンの実現に向けた支援のひとつとして、保育所等訪問支援を進めています。保育所等への支援を行いながら、障害児通所支援と保育所等との併行通園や、保育所等への移行を推進し、障害の有無に関わらず全ての子どもたちが共に育つことができる環境の整備を進めることが急がれるところです。本センターの通所事業の支援を基盤にしながら、障害のある子どもを抱え込むのではなく、積極的かつ計画的に、他の保育園への併行通園や保育所等への移行等を進め、インクルージョン推進を図っています。

　また、人工呼吸器などの医療ケアを必要として、すぐには自宅から保育園や事業所に通所できない重い障害のある子どもたちに対して、居宅訪問型児童発達支援を始めました。訪問リハビリとは異なり、本センターの訪問支援員が自宅に訪問して、タブレット端末やスイッチ等のICTを活用したコミュニケーション支援を実施しています。PCによる視線入力を活用したゲームは、とても楽しく操作ができるようになってきました。障害の重い子どものコミュニケーションの力を、早期の段階から支援して身に付けることが大切です。

　児童発達支援は、通所事業と同時に、保育所等訪問支援や居宅訪問型児童発達支援のアウトリーチの支援の充実を図ると同時に、訪問看護ステーションや訪問リハビリテーションの支援とは異なる、児童発達支援の療育支援の確立をすることが必要など考えます。

　今後、医療的ケアを必要とする子どもを受入れる保育園等について、医療的ケア児とのコミュニケーションツールとなるICT機器の支援が必要となります。早期の段階で、障害のある子どもたち、特に医療的ケアを必要とする子どもたちのコミュニケーションを図るICT活用を、本センターの保育所等訪問支援でも積極的に支援する計画です。

　そして、就学後、あるいは卒業後を見据えて、障害の重い子どもたち一人一人に合ったタブレット等のICTを活用したコミュニケーションを豊かにして、将来に向けて、自立と社会参加を実現し、Well-being（ウェルビーイング）な共生社会の実現の一助になって行きたいと思います。

児童発達支援センター「マイム」から学校へ
～医療的ケア児の就学にむけて～

志水 博子（保護者）

1 はじめに

　私は、「マイム」を利用していた子どもの保護者です。子どもは医療的ケアがある重度心身障害児で、現在は特別支援学校に通学しています。

　本項では、保護者の立場から、就学にあたって実際に私が行ったこと、考えたこと、また、入学してからの現状を書きました。

　今では子どもも学校に慣れたようで、学校を自分の居場所として分かっているようです。

　学校から帰宅後、「楽しかった？」と聞くと、楽しかった時は舌をペロっとさせ、面白くなかった時は不機嫌な顔で質問をシャットアウトします。

　親にとってはあっという間の３年です。子どもの体調がすぐれず学校から「お迎え要請」の電話がかかってくることもありますが、就学後の生活リズムが出来上がってきています。

2 子どもの紹介

　我が子を紹介します。

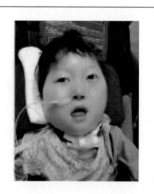

特別支援学校　小学部３年
脳性麻痺・ウェスト症候群
咽頭分離気管切開

＜医療的ケア＞経管栄養・吸引・夜間呼吸器
＜好きな事＞寝る事・お風呂・抱っこ・音楽
＜苦手な事＞吸引・リハビリ

　学校では、興味があると目をパチパチさせてアピールし、興味がないと目を閉じながらも、質問には薄目を開けて答えているそうです。

　午前中は問題ないのですが、昼食終了あたりになると、てんかん発作が増え始めてしまいます。発作コントロールが目下の課題です。

3 マイムに通って

　子どもは、児童発達支援センターマイムの晴れある一期生です。木の香りのする部屋に、真新しいスヌーズレン室、親である私がワクワクしたことを思い出します。

　マイムでは、子どもも初めての経験をすることができました。まずは送迎です。初めての送迎時は家の近所の方までもが、手を降ってお見送りしてくれました。心に残っているのは視線入力です。いつかはやってみたいと思っていた視線入力を経験す

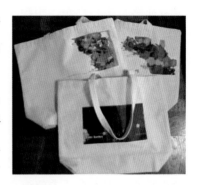

ることができました。家庭ではできない、先生がいてこそできる経験は貴重です。卒業制作のトートバッグにプリントされた柄は、視線入力で子どもが描いたデザインです。今も学校で使っていますし、宝物の一つです。

　マイムに通えて良かったと思えたのは、先生方がいらっしゃったからです。子どもの好きな事や、やりたい事を、口角や手の動きから気づき、楽しむアシストをしてくれました。何よりも、子どもと一緒に楽しんでくれました。お迎えに行くと、教室から聞こえる笑い声に、今日も楽しかったんだなぁと、自然と私も笑顔になれました。

　経験という宝物、出会いという宝物を得ることのできたマイムでした。

4 変わることへの不安

　親というのは誰でも、子どもの小学校入学を楽しみにしていると思います。ですが私は、楽しみ半分、不安半分といった心境でした。マイムを含め、通っていた児童発達支援での居心地が良く、その生活リズムが壊れてしまうことへの不安と、特別支援学校という未知の場所に対する漠然とした不安がありました。

　しかし、ずっと児童発達支援に通う訳にもいきません。小学生にならなくてはいけないのです。

　そんな私が子どもの就学にむけてどのような準備をしたかをお話していきたいと思います。住んでいる地域や医療的ケア（以降、医ケア）の内容により準備や学校の様子も変わりますが、参考になる点が一つでもあれば嬉しく思います。

5 就学準備

（1）就学相談

　私が就学にむけて動き出したのは、市報でみた「就学相談」の案内でした。6月ごろだったと記憶しています。どのような手続きをしたら特別支援学校に行けるのか全く分からなかっ

た私は市役所の窓口で相談しました。

　障害者手帳を取得しているからといって、案内がある訳ではありません。次項の「学校選び」でも痛感しましたが、相談することも学校を選ぶことも、自ら積極的に情報を取得し、選択しなければなりません。

（2）学校選び

①普通学校にするか特別支援学校にするか

　近くの普通の小学校に通わせよう！とは考えていませんでした。特別支援学校一択です。医ケアがある以上「安心・安全」を第一に考え、特別支援学校を希望しました。就学相談では市役所の方から「希望の小学校に通えますよ」と言われました。おそらく普通学校にも行ける、という意味だと思います。もちろん多くの選択肢があるのは歓迎すべきことです。ですが、近所の小学校を実際に見ると、肢体不自由児の子どもを受け入れる環境が充分に整っているとは思えませんでした。階段が多く、エレベーターもありません。もし、そういった設備が整備されていたなら、普通学校に通う我が子を想像できたかもしれません。

②学区

　次にどの特別支援学校にするかです。障害種別により学校が分かれているのはもちろんですが、「学区」の存在も忘れてはいけません。家の前の通りで学区が変わっていた、ということもあります。学区外の支援学校を考えているならば、早めに市役所や支援学校に相談してください。また、学区外にはスクールバスが来てくれない等の制約がある地域もありますので、併せて確認して下さい。

③通学級にするか訪問部にするか

　次に考えたのは、通学級にするか訪問部にするかです。子どもが学校に通うのが通学級、先生が家に来てくれるのが訪問部です。子どもの体調や、車所有の有無などの移動の困難さを考慮して選択するといいです。訪問部は授業が受けられる回数や、スクーリングの有無等、支援学校に確認して下さい。

　学校選択は、就学準備の第一歩です。選択の際は、子どもにとっての最良を考えるだけでなく、家族にとってはどうなのかも考えて下さい。

（3）車いすの準備

　スクールバスに乗車するなら、まずは車いすの準備です。安全上スクールバスは車いすでないと乗車ができません（バギーはＮＧ）。入学式は４月。欲しいと思うタイミングもおのずと重なり、作成には時間がかかります。かと言って早く作り過ぎると、サイズが合わなくなってしまうこともあります。

　私は理学療法士と相談して、入学前の11月ごろから作り始めました。姿勢保持などの専門的なことは相談できるので良いのですが、迷ったのは色です。成長対応で作り変えるとはいえ、

4～5年は使うと考えるとなかなか決められせんでした。「昔は選べる色なんてなかったのよ」と先輩ママさんはおっしゃっていましたが、今は選べる色が多くなりました。子どもの意見を聞きつつ、私の好みも入れ、実際出来上がったのは5月の始めでした。スクールバスに乗車予定はなかったので問題はありませんでしたが、乗車希望の方はしっかりスケジュールして下さい。

　後悔したのは、荷物を掛けられる場所を作らなかったことです。学校の持ち物だけでなく、放課後等デイサービスのかばんなど、思っている以上に持ち物は多いです。

（4）入学決定と体験入学

　就学相談後、9月ごろ入学決定通知が市役所から送られてきました。希望どおり特別支援学校に入学できると思っていましたが、正式な書類が届きほっと一安心したのを覚えています。

　入学決定後、学校から体験入学の案内が届きました。体験入学は実際の授業に参加します。一家族ごとに行って頂けたので、先生に子どもの事を知ってもらえる絶好の機会でした。とはいえ、初めての人（先生）にいつもと違う場所という環境下で、普段の様子を見せる訳がありません。子どもはずっと目を閉じ、おとなしく猫をかぶっていました。

　ですが、体験入学にはもう一つ意味があります。それは、親が学校を知る機会です。私の知りたかった事は、先輩の持ち物です。吸引器のバックは何を使っているのか、医ケアグッズをどう持ち歩いているか、学校カバンはどんな物を使っているのか、防寒対策はどうしているかなど勉強させてもらいました。

　吸引機専用のバックは本当に使いやすそうでしたし、12月の学校は思った以上に寒く、電気毛布は必須だと実感できました。

（5）就学奨励費

　簡単に言いますと、学校で必要なものを購入するとその費用の一部がもどってくる制度です。その中にはレインウエアなど通学で使うものも含まれます。

　申請にあたって必要なものは領収証やレシートです。その日付が重要です。原則入学前の2月1日から6月末日とされています。また、この制度は入学後も継続的にありますが、新1年生の補助額が高く設定されています。入学前の説明会で学校から案内がありますので、上手に活用してください。

　入学時点では最低限のものを購入し、入学後周りのお友達が使用しているものを見ながら買いそろえても、十分間に合います。私はちょっと焦って、入学前に色々購入してしまったなぁと反省しています。

　ここまで利用のおススメをしましたが、残念ながら所得制限があります。ご家庭が対象になるかは、申請後にわかります。捕らぬ狸の…になってしまったらすみません。
※制度の詳細は変更されている可能性がありますので、ご確認ください。

（6）平常時のバイタル

　ちょっと体調悪そう、この熱はこもり熱、など親だからわかる感覚的な事はいくつもありますが、学校だとそうはいきません。体温は何度以上あるとダメ、呼吸数、心拍数、酸素の値はと、体調の良し悪しが数値で判断され、親の校内待機や早めのお迎え要請の基準になります。入学前に平常時のバイタルを把握しておくと良いです。

　私はこれを疎かにしたばかりに「心拍数が落ち着くまで校内待機をお願いします」と何度も学校からお願いされました。

　入学式のある4月は、季節の変わり目で、体調が不安定になりやすい時季です。入学式当日の朝まで、熱は、酸素は、と心配でした。

　色々書いてきましたが、一番の準備は子どもと親の体調管理です。

6 放課後等デイサービス

　就学と同じくらい気になるのは、放課後等デイサービス（以降、放デイ）でした。利用者が多く放デイに入れない、という噂をよく耳にしていたからです。医ケア児はなおさらです。

　その為、早めに放デイにコンタクトをとった方がいいのではと思い、夏前から動きました。相談支援員に放デイのピックアップをお願いし、子どもが行けそうな放デイに電話をかけ、いくつか見学に行きました。しかし、実際契約出来たのは、年明けです。放デイは1日の受入人数が決められているため、利用中の方との調整が必要だからです。

　現在、放デイ3施設と契約し、週4日の利用を確保できています。実際は子どもの体力や体調から、週2〜3日の利用に止まっていますが、夏休みや冬休みの長期休みには、とてもありがたい存在になっています。また、入浴させてくれる放デイもあり、大きな浴槽に子どもも、至福のひと時を過ごしています。

　両親が安心して働くには、放デイは不可欠な存在です。放デイにも慣らし保育的なものがあります。4月1日から利用できますので、入学前に手続きを済ませてしまう方法もあります。残念ながら医ケア児を家まで送迎をしてくれる施設は数少ないです。（医ケアがなければ送迎を実施している放デイはあります）また、夏休みや冬休みの長期休みの利用可能時間が通常時と変わりますので、特に帰宅時間の確認は必要です。（例：学校時／下校後〜18:00、長期休み時／10:00〜16:00など）

7 入学して

　授業は国語や体育、算数としっかりとあり、教科書として絵本が配布されました。車いすで授業を受けますが、体調によっては布団に横になり受けることもあります。教室内には横

になれるスペースが用意させているからです。普通学校しか知らなかった私には、見るもの全てが新しい経験でした。

（1）保護者の付き添い

　私の付添期間は約2カ月間でした。付添期間とは吸引などの医ケアに親の付添が必要な期間です。

　仕事をもつ親に特にネックになるのがこの期間です。パパ・ママと交互に付添したり、職場と学校の承認が必要となりますが、学校内からのテレワークで乗り切りたいところです。

　学校も付添期間を短縮しようと改善してくれていますので、子どもを元気に、そして体調を安定させることが重要です。

（2）健康チェック

　様々な障害がある子どもの学校生活のため、健康チェックは毎朝しっかり行われます。心拍や呼吸数がいつもと違うぐらいで、と思ったこともありましたが、学校にいるのは我が子だけはありません。ほかのお友達もいます。皆が体調崩さず、安心して過ごすためだと今では考えています。

（3）スクールバス

　医ケアがある児童は、医ケアバスに乗車することになります。が、乗車の希望をだしてもすぐに乗れないのが現状です。バスの台数を増やせば良い、と考えるかもしれませんが、それだけでは無理なのです。一緒に乗車する看護師も必要です。その看護師を探すことが一番難しいようです。

　医ケアがなければ、スクールバスに乗車できます。乗停車場所は安全面から家の前以外になる場合もあります。

（4）副籍制度

　特別支援学校に通いながら、地域の学校に副籍を置く制度です。実際に授業に参加したり、お便り交換のみだったりと、交流方法は色々選ぶことができます。もちろん、副籍制度を利用しない選択も可能です。

　我が家は実際に学校に行き、交流しています。運動会や音楽の授業に参加しました。親の付添が必要なため、私も一緒に参加しますが、健常児のパワフルさに圧倒されました。それでも、子どもはイヤではなさそうですし、近所を散歩中や夏祭りのときなど、名前を呼んでくれたり、駆け寄って来てくれたりと、暖かい気持ちにさせてもらっています。

また、近所の学校はいざという時の避難場所に指定されているケースが多いです。避難する場所が知っている場所であれば、安心できます。

（5）持ち物紹介

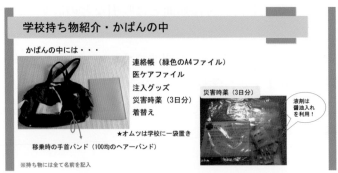

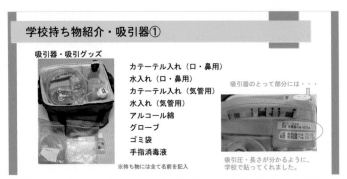

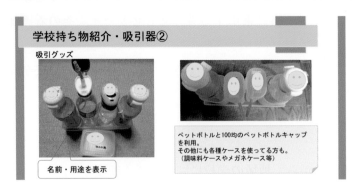

8 さいごに

　小学生になることは、次へのステップアップです。そのステップは階段ですか？いいえ、なだらかなスロープになっています。

　月日を重ね、私たち親も子どもも確実に成長しています。後ろから児童発達支援の先生が支え、ともに歩んでくれています。その先には、学校の先生が手を差し伸べて待っています。

VI章

医療的ケアは、今

医療的ケアは、今
～特別支援学校における医療的ケアのステップを振り返る～

秋津療育園前理事長　**飯野 順子**

　特別支援学校における医療的ケアの道程は、「無名の碑」を築いた人たちの涙と思いの詰まった歴史の道でした。眼前には、法的な壁があり、その克服など、先行きが見通せないほど、困難なことばかりでした。しかしながら、振り返ってみると、日々の実践の積み重ねが、歴史の扉を開くとの信念をもつことができた経験でした。本稿では、その始まりから現在までを、法的な側面のステップを振り返り、その意義を考えます。

1 第1ステップ ～東京都における医療的ケアの始まり～

　昭和63（1988）年8月に、東京都教育委員会は、肢体不自由養護学校（当時）校長会から医療的ケアに関する見解を求められて、「医療行為であり、原則として訪問学級」とするという方針を出しました。「訪問学級」への措置については、その後、様々な論議がありました。この指針が公的な始まりとなり、その後、委員会の設置や施策を推進しています。私は、当時東京都教育委員会にいて、役所の方々とこの課題に携わりました。前例がない事例のため、難渋しましたが、保護者や前向きに取り組む先生たちに、背中を押され、共に歴史を切り開いたという実感をもっています。

2 第2ステップ ～さながら一筆一筆、花を描くように、歴史的展開をしています～

　平成16（2004）年1月22日に厚生労働省医政局長名で、「教員によるたんの吸引等を盲・聾・養護学校全体に許容することは、下記の条件の下では、やむを得ないものと考える。」との通知[*1]が出されました。『「許容する」とは、医療行為であるけれども、「違法性の阻却」ができるということ、そして、「違法ではない」ということ』とが、研究会[*2]で説明されました。

*1 「盲・聾・養護学校におけるたんの吸引等の取扱いについて」（平成16年1月22日）
*2 「在宅及び養護学校における日常的な医療の医学的・法律学的整理に関する研究会」（平成16年5月31日）

　実践研究の成果として、報告書では、「盲・聾・養護学校では、手厚い教員配置を行い、教員と児童生徒との深い信頼関係の下できめ細かな教育が提供されている。このような、盲・聾・養護学校の実情や、看護師配置等の医療安全上の有効性、教員が一定の範囲のたんの吸引等を行うことにより、教育上も肯定的な効果が上がっているというモデル事業の成果を踏まえ

ると、たんの吸引等の実施に際し、看護師を中心としながら、看護師と教員が連携・協力して実施するモデル事業の方式自体の現実的な有効性は否定されるべきではない」と、記述しています。

　このことにより、15年余にわたる法的なことに関する懸案事項が、一定の段階を迎えるターニングポイのの時となりました。各県では、この後、看護師の導入が始まりました。上記の「教育上も肯定的な効果が上がっている」との評価に接したとき、星野富弘さんの言葉が浮かび、当時、成就の喜びを星野さんの言葉になぞらえました。

　「数個ある花を一日に一つずつ、ゆっくりていねいに、のみで刻み込むように描いていきました。バックは、細いサインペンで、一本ずつ布を織るように、うずめていきました。バックをうめる線の中から、花が一つずつ浮き上がってくるのは、絵というより希望でした。とおく、かすかに見えていた光が、花のかたちになって、私の目の前に広がろうとしているのです。」（星野富弘『かぎりなくやさしい花々』）

３ 第3ステップ ～認定特定行為業務従事者の誕生～

　医療的ケアについて、全国の状況をみると、教員の医療的ケアの実施可の場合と実施不可の場合とがあります。例えば、東京都の場合は、医療的ケアの児童生徒数が多いこともあり、当初から教員が実施していました。特別支援学校において法的な整備で残る課題は、教員による医療的ケアの実施についてでした。

　このことは、学校以外の場においても切実な課題でした。そこで、厚生労働省では、老健局が「介護職員等によるたんの吸引等の実施のための制度の在り方に関する検討会」（平成22（2010）年7月5日）を開催しました。その概略を示します。

　本検討会を傍聴しましたが、圧巻だったのは、その構成員です。重症心身障害児（者）を守る会、日本ALS協会、日本ヘルパー協会、全国ホームヘルパー協議会、日本介護福祉士会、

【検討会設置の趣旨】

　これまで、当面のやむを得ず必要な措置（実質的違法性阻却）として、在宅・特別養護老人ホーム・特別支援学校において、介護職員等がたんの吸引・経管栄養のうちの一定の行為を実施することを運用によって認めてきた。しかしながら、こうした運用による対応については、そもそも法律において位置づけるべきではないか、グループホーム・有料老人ホームや障害者施設等においては対応できていないのではないか、在宅でもホームヘルパーの業務として位置づけるべきではないか等の課題が指摘されている。こうしたことから、たんの吸引等が必要な者に対して、必要なケアをより安全に提供するため、介護職員等によるたんの吸引等の実施のための法制度の在り方等について、検討を行う。

全国身体障害者施設協議会、全国老人福祉施設協議会、日本医師会、日本看護協会、特別支援学校長会等々、すべての関係団体が参集し、協議し、下記のように、法的な位置づけを明確にしました。

「社会福祉士及び介護福祉士法」の一部改正　平成23（2011）年6月
　附則（認定特定行為業務従事者に係る特例）
第48条の2　介護福祉士は、保健師助産師看護師法第31項及び第32条の規定にかかわらず、診療の補助として喀痰吸引等を行うことを業とすることができる。
附則（認定特定行為業務従事者に係る特例）
第3条　介護の業務に従事する者（介護福祉士を除く　次条第二項において同じ。）のうち、同条第一項の認定特定行為業務従事者認定証の交付を受けている者（以下「認定特定行為業務従事者」という。）は、当分の間、保健師助産師看護師法第三十一条第一項及び第三十二条の規定にかかわらず、診療の補助として、医師の指示の下に、特定行為（略）を行うことを業とすることができる」

このことにより、教員も特定の者対象の「第三号研修」を受けて、「認定特定行為業務従業者」として、医療的ケアを実施するようになりました。文部科学省の調査によれば、特別支援学校では、令和4年（2022）度、医療的ケア児童生徒数8,361名、医療的ケア看護職員2,913名、認定特定行為業務従業者4,256名となっています。

4 第4ステップ ～児童生徒への対応から医療的ケア児への対応へ～

（1）「学校における医療的ケアの実施に関する検討会議」と最終まとめ

　近年、幼・小・中・高に在籍している児童生徒が、徐々に増加してきています。
　特別支援学校に関しては、平成29（2017）年10月に「学校における医療的ケアの実施に関する検討会議」を発足し、平成31（2019）年2月に「最終まとめ」を出しています。
　検討内容は、次のとおりです。

①医療的ケア児の「教育の場」
②学校における医療的ケアに関する基本的な考え方
③教育委員会における管理体制の在り方
④学校における実施体制の在り方
⑤認定特定行為業務従事者が喀痰吸引等の特定行為を実施する上での留意事項
⑥特定行為以外の医療的ケアを実施する場合の留意事項
⑦医療的ケアの児に対する生活行為の「医行為」該当性の判断
⑧研修機会の提供

⑨校外における医療的ケア
⑩災害時の対応について

　最終まとめを受けて、医療的ケアの基本的な考え方や医療的ケアを実施する場合の留意点について整理し、平成31（2021）年3月「学校における医療的ケアの今後の対応」（通知）（30文科初第1769号）を通知しています。

（2）「医療的ケア児及びその家族に対する支援に関する法律の公布（令和三年法律第八十一号）について　令和3（2021）年6月

　本法律の公布は、関係者にとっては、朗報となりました。その目的に、医療的ケア児支援センターの設置が明記され、医療的ケア児等コーディネーターが配置され、その働きによって、医療的ケアの裾野が広がっています。

（目的）

第一条　この法律は、医療技術の進歩に伴い医療的ケア児が増加するとともにその実態が多様化し、医療的ケア児及びその家族が個々の医療的ケア児の心身の状況等に応じた適切な支援を受けられるようにすることが重要な課題となっていることに鑑み、医療的ケア児及びその家族に対する支援に関し、基本理念を定め、国、地方公共団体等の責務を明らかにするとともに、保育及び教育の拡充に係る施策その他必要な施策並びに医療的ケア児支援センターの指定等について定めることにより、医療的ケア児の健やかな成長を図るとともに、その家族の離職の防止に資し、もって安心して子どもを生み、育てることができる社会の実現に寄与することを目的とする。

　更に、医療的ケア児支援センターについて、次のような事務連絡を発出しています。

事務連絡 令和3年8月31日　各都道府県 障害児支援主管部（局）御中

厚生労働省社会・援護局障害保健福祉部障害福祉課

　法では、支援センター業務等を規定することにより、医療的ケア児を社会全体 で支え、医療的ケア児等がその居住する地域にかかわらず、等しく適切な支援が 受けられるようにしていく方向性を立法府として示したものとされています。このような法第14条が規定された趣旨等を踏まえ、管内市町村において実施されている医療的ケア児への支援について把握しつつ、支援センター業務の実施や、管内の医療的ケア児等に対する支援体制の整備について、検討をお願いします。

０歳から就学の時期まで、これまで以上の発達支援が可能となりました。一つ一つの課題が解決され、ステップアップしていけるよう、切に願っています。

（3）学校看護師が、医療的ケア看護職員へ

特別支援学校の看護師は、病院の看護師とは、異なる環境で職務の遂行をするため、戸惑いがあったり、病院と同様な仕組みを導入したりするため、トラブルになることもあります。そこで、特別支援学校の看護師像を次のようにまとめてみました。

特別支援学校の看護師像

1 **医師が、常駐していない状況で医療的ケアを実施すること**
　→　医療に関する専門的知識・技能に基づく判断が期待されている。
2 **教師に対する指導・助言を行うこと。**
　→　教員に分かりやすく説明できる知識・技能
　→　医療的根拠に基づいた教師への指導や相談援助
3 **医療的ケアは、子どもの学びと発達への支援である。**
4 **「学校の生命線は、授業である」ということを尊重すること**
　→　授業の流れに合わせて、医療的ケアがスムーズに実施されること。
5 **学校は、教育の場・生活の場ということ**
　→　治療の成果を上げるという一方向の目的で患者と関わる医療現場に対して、子どもの発達に対して子どもや保護者と共感的理解をしながら支援していくのが学校

更に、かねがね特別支援学校の看護師の職務や身分について、明示してほしいという要望がありました。このことについて令和3（2021）年8月、「学校教育法施行規則の一部を改正する省令の施行について（通知）」に、医療的ケア看護職員として位置付けています。

5 第5ステップ ～残された課題への対応～

医療的ケアの実施者は、主に母親です。その母親の精神的・身体的・物理的負担が大きいことは、当初から保護者からの訴えがありました。そのため、その負担軽減は、残された大きな課題です。文部科学省では、付添いの実態調査をして、次のような見解を示しました。

【学校生活における付添いに関して】

○看護師の配置により、保護者の負担軽減に可能な限り努めること。（本人の自立を促す観点からも、真に必要と考えられる場合に限るよう努めるべき）
○人工呼吸器の管理について、一律に保護者による対応とし、看護師が対応しないとするのではなく、その安全性を考慮しながら、個別に対応の可能性を検討すること。

【登下校に関する付添いに関して】

付添いに関する実態調査を踏まえた都道府県教育委員会等への周知

【登下校における付添いに関して】

○ スクールバスについて、一律に保護者による送迎とするのではなく、乗車中における医療的ケアの要否など、安全に通学できるか否かについて主治医等の意見を踏まえながら、個別に対応可能性を検討し、判断すること。

○ 以下の点を考慮しながら、保護者の負担の軽減を図ること。
  • 就学奨励費による交通費負担の軽減に関して、安全性等の観点からスクールバスや公共交通機関が利用できない場合など、校長等が適当と判断した場合は、タクシーや介護タクシーの利用料を対象とできること。

  • 都道府県や市町村の福祉部局等と連携し、障害福祉サービスを利用するなど、地域特性を考慮して、柔軟に対応できる体制を整備すること。

　付添い以外の課題に関しても、きめ細かい検討と協議を行い、質的な充実を図っています。この件については、光明学園の伊丹先生の原稿をお読みください。

6　歴史の流れは、新たな喜びを生み出しています。

　最後に、医療的ケアを要する子どもを抱えた保護者の願い「いつまで、待機すれば…」（平成 12（2000）年）を、紹介します。この時のお母さんの哀しみが、やっと 20 年猶予を経て、実現した例を後半に掲載しました。

　その実現が、早いのか遅いのかの判断は別として、時を経て実現するということに着目したいと思っています。

【お母さんの手記】

■学校では先生の話しかけに声を出して答えるなど、驚くほどの変化を見せ、生き生きと充実した毎日を送ることができるようになりました。学校へ行きたいと意欲的になり、娘の大きな自信になっています。しかし、学校では医療的ケアは、まだ、親が行うことになっています。親の都合の悪い時は子どもを欠席させるしかありません。私が疲労や病気などで横になっている時、娘の元気な顔を見て、「学校に行けなくてごめんね。」と、心の中で何度も謝ります。学校へ行きたいと願う娘の気持ちに応えられないのがとても情けなく、悔しいです。

　この時期から、20 数年たって、付添いがはずれる状況が整いつつあります。次の感想を、心をこめて読んで下さい。懸案の課題も、時の積み重ねによって、少しずつ動いていくことを歴史的経過から、学びたいと思っています。

「学校教育と医療的ケア」感想

■ 令和4年9月に医ケア専用車両の運行がスタートしてからの生徒の情緒面での成長が著しく、保護者と物理的に離れ学校に登下校することが、こんなにも心の成長を促すものかと驚きの毎日でした。初めての一人通学に涙した生徒、その理由は本人しか分からないと思いますが、大きく気持ちが揺さぶられたのではと、共感しました。日記に医ケア専用車両に乗ることで友達と同じ車窓を眺め、同じ時間に学校にいる喜びを書いた生徒。これまで日記といえば大好きな食べ物の話が多かったのですが、話題が授業のことや友達のことに広がっています。視野の広がりだけではなく、「母がいない」不安感とそれを乗り越えて「一人で」学校へ行く、そこからくる自信も大きいのです。乗車に当たっては、自分から友達に「何時に起きるのか」「バスの中では、何をして過ごすのか」など相談し、情報収集しています。そういったやりとりをすること自体、これまでになかった行動です。

人工呼吸器モデル事業の教育的効果について
教育的効果の共有を！　　　　　　　　東京都立光明学園

◆人工呼吸器の児童・生徒は保護者が校内に待機し、看護師が同室の中で授業を受けている中で、校内に保護者がいることを生徒自身が快く思わず、"自立したい"と意思表示をしていた。保護者が学校にいない状況で授業を受けた日の生徒からは、「授業に集中することができた」「また付き添いに戻るのは嫌だ」という意見も出された。

◆保護者と離れて医療的ケアを受けることは、保護者の負担軽減だけでなく、本人にとっても自立の一歩につながると考える。

　様々な看護師からケアを受けることは、自分の体調を伝えたり、吸引のタイミング等を相手に伝えたりする必然性が生じる。このことは、社会性を育成することにつながる。教育的効果をより大きくするため、自立に向けた指導が不可欠である。
（中略有り）

特別支援学校における医療的ケア

東京都立光明学園主幹教諭　**伊丹 真紀**

1 東京都における医療的ケアの最近の動き

　東京都教育委員会のホームページ上に、平成30年10月11日、「医療的ケア」のページが公開されました。以降、本稿執筆時点での最終更新日である令和5年10月31日まで、「都立学校における医療的ケア実施指針」のもと、5つのガイドラインが次々と公表されました。「都立特別支援学校における人工呼吸器による医療的ケアを必要とする子供の安全な学校生活のためのガイドライン」「都立肢体不自由特別支援学校における専用通学車両の運行に関するガイドライン」「医療的ケア『血糖値測定及びその後の処置』を実施する際の留意事項＜ガイドライン＞」「胃ろうからの初期食シリンジ注入に関するガイドライン」「医療的ケア児の保護者付添い期間短縮化モデル事業のためのガイドライン」です。6年の間に改訂版に更新されているガイドラインもあります。都立特別支援学校では、児童・生徒の自立と社会参加の観点から、また保護者の負担軽減の観点からも、これらのガイドラインに基づく対応に嬉しい悲鳴を上げていた令和時代の幕開けでした。現在、都立特別支援学校では、この5つのガイドラインに則り、各校で医療的ケアを実施しています。

（1）人工呼吸器の管理

　平成30年までは、人工呼吸器を常時使用している児童・生徒（以下、人工呼吸器使用児という）が通学する場合には、保護者は登校から下校まで、ずっと校内待機をしていました。朝、子供と共に登校し、校内の保護者控室や空き教室で待機をし、昼食もとり、子供と共に下校していく、そんな光景が当たり前でした。当時、看護師が実施できる医療的ケアの内容は「人工呼吸器の作動状況の確認及び緊急時の連絡」とされていたためです。

　東京都は平成30年・31（令和元）年の2年間、光明学園を指定し、人工呼吸器の管理モデル事業を開始しました。背景には、保護者待機が必須であったため、人工呼吸器使用児の「一人で学校生活を送りたい」「いつもお母さんと一緒なのは嫌だ」「体調が悪かったり、おかしいと思ったら自分で看護師さんに言えるから、お母さんがついていなくても大丈夫」という声がありました。また就労等により保護者待機が難しいため、通学籍ではなく訪問学級に在籍している人工呼吸器使用児が、「学校で友達と一緒に勉強したい」という声を上げたこともあり、これらの声がいろいろな形で行政に届き、行政を動かすに至りました。

　モデル事業では、安全性を確認しながら、保護者待機の段階を「同室待機」「隣室待機」「校

内待機から学校周辺（５分圏内）での待機」「校外待機（自宅を含む）」と４つに分け、それぞれの段階での確認事項や次の段階への移行の目安を検討しました。

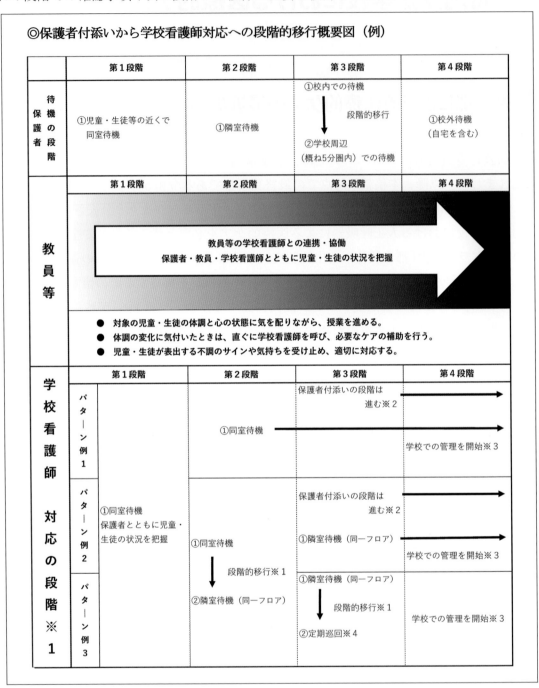

（令和４年11月発行　都立特別支援学校における人工呼吸器による医療的ケアを必要とする
子供の安全な学校生活のためのガイドライン（改訂）より抜粋）

　このモデル事業の実施報告を踏まえて定めた東京都教育委員会のガイドラインに則り、全都立特別支援学校で保護者待機の解消に取り組み始めました。モデル事業以前、光明学園の通学籍の人工呼吸器使用児は２名でしたが、ガイドライン公表後、保護者待機解消の道すじ

が見えたことで、人工呼吸器使用児の通学生が増え、現在は 12 名（全校児童・生徒約 180 名）となっています。医療の進歩により小学部の低学年に人口呼吸器使用児が多く、毎年のように入学してきたことは確かですが、この 12 名の中には、保護者待機がネックとなり、学校での人工呼吸器使用を躊躇していた在校生も含まれています。短期間で保護者待機が終わる見通しがもてたことで、無理をして人工呼吸器を外して登校していたところを、学校でも装着して、安定した体調で授業を受けることができるようになりました。

（2）専用通学車両

　医療的ケアに関わる保護者の付添い・待機が終了すると、保護者の負担は送迎のみになります。本校では、スクールバスに安全に乗車できること（乗車時間・ケアの内容・頻度等）が確認できれば、スクールバスでの登下校（保護者なし）を可能としています。しかし、車内で吸引等の医療的ケアが発生する可能性がある場合は保護者送迎となります。そのため、在校時間中の保護者負担はなくなっても、送迎の負担は続きました。

　そこで、東京都は医療的ケアのある児童・生徒の通学手段を保障するための「専用通学車両」の試運行を開始しました。平成 30 年 7 月のことです。専用通学車両は、看護師または保護者が同乗し、車内で必要時に吸引等を行えること、また 1 台あたりの乗車人数を 2 名程度とすることで、乗車時間を短縮し、安全に学校まで到着できるようにしたことが大きな特徴です。本校では試運行 1 台から始まり、令和 5 年度は 10 台（2 人乗り 6 台・3 人乗り 4 台）24 名の規模となりました。乗車を希望していながら、台数に制限があり、待機となっていた人数も、初年度の 29 名から、現在は 2 名へと激減しています。また、同乗可能な看護師がなかなか見つからず、保護者同乗がほとんどだった時期もありましたが、現在では全体の 90％程度を学校看護師または訪問看護師が乗車して運行しており、送迎に関わる保護者負担も激減しました。

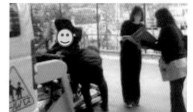

　以前は毎日送迎で保護者と顔を合わせ、お子さんを囲んで、体調面の引継ぎや授業の様子などを直接お伝えできていましたが、これに代わる新たな保護者との情報共有方法の開発が、今後の課題となってきます。

（3）血糖値測定

　平成 30 年、学校で実施できる医療的ケアの内容に、一番新しく加わった項目です。多くの肢体不自由特別支援学校では該当者が少数しか在籍していません。一方、知的障害特別支援学校では、血糖値測定の必要な児童・生徒が多く、知的校での代表的な医療的ケアの実施内容になっています。

　知的校での医療的ケアは、この先も続くであろう小・中学校、高等学校での医療的ケアにも通じる課題が 2 つあります。1 つは非常勤看護師の確保です。知的校では少数（ほぼ 1 〜

２名）の医療的ケア児に対して、交代要員も含め２名程度の非常勤看護師の確保が必要です。看護師募集の取組は全都的にも推進していますが、なかなか集まらないのが現状です。肢体不自由校が、地域の知的校の「支援校」となり、看護師を派遣する仕組みもありますが、時間的な不足分を補う程度です。他１つは校内の組織的対応の難しさです。常勤看護師が配置されていない知的校では、養護教諭が中心となり、医療的ケアを進めています。医療的ケアに関わる組織も明確に位置付けられていないことが多く、保健部や生活指導部の業務の１つとなっていることが多いようです。医療的ケア児が少数であるため、学校全体の課題となりにくく、教職員の意識の醸成も進みにくい現状があります。組織的な取組が必要になります。

　他の医療的ケアも同様ですが、医師不在の学校では、主治医記載の指示書に基づき、医療的ケアを実施しています。そのため、客観的な数値等で指示を記載する様式を東京都教育委員会が定めています。

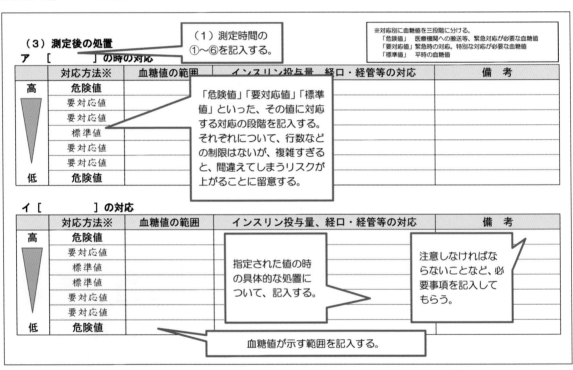

平成 30 年８月発行　医療的ケア「血糖値測定及びその後の処置」を実施する際の留意事項 ＜ガイドライン＞より抜粋

　特に血糖値測定では、対象児の健康状態や、摂取する糖質の量や活動の量を総合的に判断して、ボーラス（インスリンの追加投与）を学校で行うことは困難であるため、指示書で、スライディングスケール（医師があらかじめ血糖値に応じたインスリン量を決めておく目安の表）による指示を受けています。定時で計画的に実施される血糖値測定の際に実施するボーラスのみを、医療的ケアとして実施できる内容としています。

　血糖値測定は肢体不自由校でも少数の申請であるため、グルコースモニター（継続的に血糖値の予測値を計測する機器）に不慣れな看護師も多く、業者による学習会等も実施しています。この学習会に近隣の知的校の養護教諭や非常勤看護師の参加を呼び掛けることもあります。

（4）初期食シリンジ注入

　かつて学校において、注入は「処方された栄養剤の滴下注入」に限定されていました。平成20年代、ちょうど医療的ケア児の重度化・多様化・個別性がクローズアップされ始めた時代に、滴下注入ではダンピング症状が出てしまい、どうしてもうまくいかないケースが出始めました。各校で対応に苦慮しながらも個別対応として進めていた時期を経て、ガイドライン上でも半固形栄養剤のショット注入が明記されました。初期食シリンジ注入は、この先にあります。注入に対しては個別性が高く、消化機能の問題に加え、園や家庭での食環境や生活スタイルとも直結した課題となります。「都立学校における医療的ケア実施指針」の「別表」においても、注入に関する内容は、一番ボリュームが大きく、多くの行数を割いています。

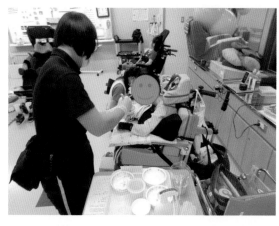

　令和2年からモデル校で試行が始まり、令和4年から都立肢体不自由校全校に拡大しました。初期食シリンジ注入のポイントは「食育」です。そのため、初期食は給食として配膳されます。教室での献立発表や栄養士の献立に関するコメント等も読みながら、1皿ずつ教職員が、献立や食材の名前を言葉として、また色や香りなど、五感にも働きかけながら、伝えていきます。通園施設や家庭で初期食注入をしているケースが、特に低年齢で増えてきていることもあり、学校でも同様に希望するケースが増えてきました。今までは栄養剤の注入を経てから初期食へと移行していましたが、今後、学校での注入を初期食でスタートさせるケースも出てくることが予想されます。また、経口で全量を摂取できないケースで、経口摂取の残量をシリンジ注入してほしいという要望も、今後さらに強くなってくることが予想されます。提供される初期食のアレルギー対応も検討する必要があります。食事は文化です。多様なスタイルが考えられますが、学校では常に限られたスタッフで、安全に実施できるかが課題となります。

（5）保護者付添い期間短縮化モデル事業

　令和4年度入学生から開始され、それまで入学後に開始していた健康観察を入学前から前倒しして開始し、保護者付添い期間の短縮化を図る事業です。通園施設に看護師が健康観察に出向くことに加えて、本校では、「光明学園ステッププログラム」として、入学前に来校をお願いしています。このステッププログラムは、お子さんと保護者にとっては、医療的ケアを含む学校の様子を知っていただき、慣れていただくことができ、学校側にとっては複数の看護師と教職員がお子さんの様子を知ることができ、双方にとって大きなメリットがあります。来校した保護者は教職員と、学校で実施できる医療的ケアの範囲に収まるように、相談と調整を進めます。必要に応じて主治医に医療的ケア内容（時間・内容）の変更を相談し、

入学までに時間的な余裕があるなかで、試してみることが可能となりました。この取組は短縮化には非常に有効でした。

　就学前の医療的ケアから入学後の医療的ケアへの転換の最大のポイントは、学校には時間割があり、学校は授業を中心に動いていくということです。そして、学校で医療的ケアを実施する意義は、体調を整え、学習に向かうベースを整えることです。吸引が必要であれば、授業前に吸引を終えて（もちろん、授業中にも必要があれば吸引をして）、良いコンディションで授業に臨むこと、注入時間が長くかかり、午後の授業の開始に間に合わないようであれば、時間や量の配分を検討すること等、前述の「学校で実施できる医療的ケアの範囲」に調整することが保護者付添い期間の短縮化への近道、反対に、この調整が難航すると学校の医療的ケアへの移行が難しく、付添い期間は長くならざるを得ません。

　この付添い期間の短縮化は就学児のみでなく、在校生、特に人工呼吸器使用児の保護者待機期間にも、少なからぬ影響を与えました。安全性を重視するあまり、なかなか進まない感が拭えなかった人工呼吸器の管理でしたが、「やるか・やらないか」の２択から、「どうやるか」へと、大きく考え方が転換しました。どうやったらできるか、それを考えることは、とても前向きな作業です。

2 医療的ケアのある子供の学校生活

（１）学校での医療的ケアの実際（Aさんの事例）

　このようなモデル事業の成果が見えてきた中で入学を迎えた、現在小学部２年のAさんの学校生活を紹介します。年長クラス在籍の９月、東京都の就学相談を終え、本校の非常勤看護師が通園施設に出向いて、健康観察を行いました。胃ろうからの注入（栄養・水分）・胃ろう部衛生管理・気管切開部からの吸引・気管切開部衛生管理の４つがAさんの医療的ケアの内容です。注入にはフォローアップミルクを使用していました。学校で実施するためには、処方された栄養剤への変更が必要です。主治医に相談し、入学までの約半年かけて、栄養剤への変更を計画的に進めました。幸い、栄養剤が合わずに体調を崩すことなく、移行はスムーズに進みました。ステッププログラムで来校していただいた際にも、このまま学校での医療的ケアに繋げていかれると看護師と確認できました。

　入学後は保護者が自家用車で送迎し、引き継ぎのための校内待機が始まりました。学校での医療的ケアは、看護師はもとより、学年担任（通常５〜６名）の役割がとても大切です。看護師は常に同室にいる訳ではないため、一番近くにいる学年担任が子供の「いつもの状態」を把握し、一定の目安をもち、健康状態の判断ができること、不調を感じたときに看護師に連絡ができることが求められます。Aさんは体調が安定し、ほぼ毎日登校できたこともあり、

学年担任を中心に健康状態も含めた実態把握が進みました。学年担任はＡさんの吸引のタイミングがわかり、授業前に予防的に、また必要時に、待機している保護者に連絡し、吸引していただく学校生活が始まりました。

　Ａさんとを取り巻く環境が整い、6月に指導医診を受け、学校での医療的ケアが始まりました。保護者の待機は終了し、送迎のみとなりました。4つの医療的ケアは安定して実施でき、大きなトラブルもなく、順調に進んでいます。小学部2年生から専用通学車両に乗車することになり、週10回の登下校のうち4回を看護師とともに登下校できるようになりました。保護者の負担軽減もさることながら、Ａさんが「行ってきます」と、保護者から離れて通学できるようになったことは、自立と社会参加の第一歩と捉えています。

　専用通学車両で学校看護師と登校したあとは、学年担任が迎え学校看護師から引継ぎます。登校後に水分注入、お昼に栄養注入、午後まで授業がある曜日には午後の水分注入を、吸引は必要時に、マニュアルに沿って実施します。マニュアルは、主治医の指示書に基づき学校看護師が作成し、指導医診で保護者とも確認しています。

（2）授業の様子（Ｂさんの事例）

　卒業が近づいてくる高等部の授業の様子を2年生のＢさんを中心に紹介します。Ｂさんは小学部入学時から胃ろうからの注入（栄養・水分）・胃ろう部衛生管理・口鼻腔吸引の医療的ケアを受けながら通学しています。Ｂさんは、自立活動の6区分の1つ「健康の保持」に時間をかけ、身体の状態を整えて、各教科の学習に臨みます。

　ある週の授業内容です。国語・数学では、正岡子規の俳句「柿食へば鐘がなるなり法隆寺」を学んでいます。Ｂさんは、本物の柿を掌や膝に乗せ、重みや香りを感じます。鮮やかな橙色やつるっとした皮の手触り、ガサッとしたヘタの手触りも感じます。

　次に、握りやすいように柄を太くしたバチを教員と一緒に持ち、自分なりの方法でバチを動かし、銅鑼を鳴らします。Ｂさんの腕の動きの方向に合わせ、その先に目的物（銅鑼）を置くことがポイントです。Ｂさんの慣らした銅鑼の音は大きく教室内に響き、空気の振動も感じられます。柿と鐘を体験したあと、教員が声を合わせて「柿食へば」の句を詠みます。普段の会話とは違う声のトーンやリズム感、間の取り方などをＢさんは感じています。Ｂさんは、体調によっては吸引が必要になることがあります。Ｂさんの呼吸状態や緊張状態の強弱を見ながら、担任が吸引のタイミングを見計らいます。Ｂさんの順番が回ってくる前、他の生徒が鐘を鳴らしている間に、教室の後方でさっと吸引をし、Ｂさんの席に戻り、自分の順番に間に合わせることができました。

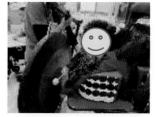

　美術では、型に合わせて広げた陶土を上から手で押さえて成形し、スタンプ状の模様をつけていきます。型から外して、形を整え、陶芸窯で素焼きしたあと、釉薬をかけて本焼きをします。釉薬の色もＢさんが教員と相談しながら、いくつかの色見本の中から選んでいきます。

2色から1色を選ぶ作業を数回繰り返し、色を決めます。普段、着ている洋服や持ち物から好みの色や目によく馴染んでいる色を推測することも、選択の助けとなります。こうしてオリジナルの色と模様の入ったお皿が出来上がります。この美術の授業では、個人の制作時間が多くとられていたため、吸引のタイミングはさほど難しくありません。Bさんの体調に合わせて、適宜実施しています。

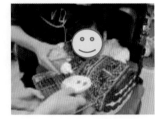

　この週は、ほかにも音楽では『花は咲く（2012年発表、作詞：岩井俊二、作曲：菅野よう子）』の歌唱や楽器演奏、『魔笛（作曲：モーツアルト）』の鑑賞、保健体育では剣道、生活単元学習では生け花等の授業を受けました。授業中の医療的ケアは最小限に、そして授業者である教員との協働で進んでいきます。

③ 学校卒業後の生活

（1）日中活動（療育活動）につなげて

　高等部を卒業すると多くの場合、活動の場は生活介護施設等へと移っていきます。学校の授業は、そのまま施設での日中活動に繋がっていきます。

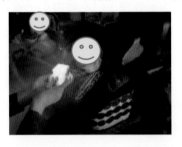
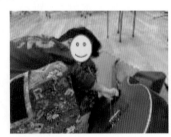
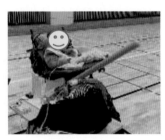

　秋津療育園で行われている活動の1つにポプリ作りがあります。園庭にある数種類のバラの花を摘み、乾燥させ、巾着型の袋に詰めていきます。一定量詰めたら、紐を引っ張って袋の口を絞り、完成です。細かな工程の1つ1つ、「バラを摘む」「花びらを1枚ずつに分ける」「広げて乾かす」「袋の口を開ける」「袋からこぼれないように花びらを入れる」「巾着型の袋の両側の紐を持ち、袋の口を絞る」「完成品をかごに入れる」等々には、学校時代に学習した多くの内容が散りばめられています。言語理解（国語）・分量（数学）・色彩（美術）・上肢の操作（自立活動）等です。また完成したポプリを来園者が購入したり、家族やお世話になった方にプレゼントしたりするなど、作品を通して、コミュニケーションも広がります。

　秋津療育園では、ポプリ作りのほかにもさんぽ・ドライブ・スヌーズレン・楽器演奏・音楽鑑賞など様々な日中活動があります。他の施設でよく行われている日中活動をみても、学校生活で取り組んできた「美術（制作）」と「音楽（演奏・鑑賞）」は大きな柱となっています。そしてどの活動でもベースとなるのが「言葉」です。学校では、精選された言葉を生徒に届け、伝えることを大切に、授業を作っています。卒業後も「言葉」を支えとして、活動を展開し

てほしいと願っています。

（2）医療的ケアがある場合

　医療的ケアがある場合には、卒業後の進路は、看護師が勤務している施設に限定され、選択の幅は非常に狭くなります。その人に合った日中活動の種類で選択したり、他の利用者の年齢層や雰囲気を見て、選択したりすることが難しいのが現状です。しかし近年、医療的ケア児の様相も変わってきました。いわゆる寝たきりの重度の方のみでなく、動きのある方やある程度作業的な内容に取り組める方も増えてきました。既存の施設では活動内容が合っていないケースも散見されます。医療的ケア児を受け入れ可能な施設の増加や看護師の配置の工夫、日中活動の広がり等が課題となっています。

4 まとめに代えて

　入院・加療を終えた乳幼児は退院し、家庭で医療的ケアを受けながら生活を始め、通園施設等で療育・保育を受け、やがて就学年齢を迎えます。学齢期の医療的ケアは、学校の枠組みの中で実施可能なスタイルへの変更を余儀なくされることもありますが、施設設備的にも、人材的にも恵まれた環境にあります。18歳までの医療的ケアは、平成時代に基盤が整えられ、特に令和に入ってからの、この数年で大きく前進しました。「学校での医療的ケア」は確立されつつあり、授業を中心とした学校生活は豊かです。これから先は、学校卒業後の医療的ケアが課題です。医療的ケアがあると進路選択の幅が非常に狭まる現状から、一歩でも進み、その人らしい生活を送ることができる選択の幅が少しでも広がるよう、願っています。

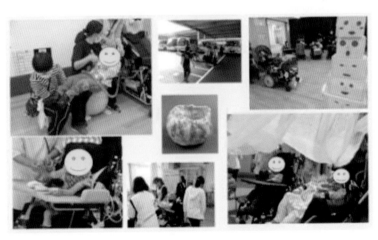

VII章

秋津療育園のこれまで果たしてきた
役割・今・これから〜

秋津療育園のこれまで果たしてきた役割と
これからに期待すること

秋津療育園前理事長　**飯野 順子**

今、梅の花が、一輪一輪咲きはじめています。そして、この本の出版は、7月の66周年記念式典の頃となります。

目次を一覧してお気づきかと思いますが、書き手がほとんど「秋津療育園」の職員ということです。コロナの3年余、他の施設をお尋ねして「新たな療育活動」についての情報収集をして、本をつくりたいと思っていましたが、できる状況では、ありませんでした。

そうした中で「長くて古い歴史のある秋津療育園には、ブランドがあります。それをリブランドしては…」と言った方がいました。「それは、何か」と、考えてみました。私一人でその作業はできませんので、本章を設定しました。文面を読むと、秋津療育園だけではなく、他の施設への普遍性もあると思いました。ある時期の評価の記録としてお読みください。なお、「秋津療育園」はセンターへの名称変更を促された時期があったと聞いています。変更しませんでしたので、現在でも、入所者を「園生」と呼称しています、本書でも、様々な言い方をしていますが、敢えて統一しておりませんので、拝察のほど、よろしくお願いします。

【果たしてきた役割・まとめ】

「秋津療育園に、ブランドなどあるの？」と、問われそうですが、皆さんが書かれた文を読み、理事長としての6年の経験を経て得た感想から、ブランドとして、まとめてみたいと思います。

○ブランド　その1

園生の輝く笑顔と倖せな日々の追求〜

中庭の「倖せの像」が、物語っています。

・職員の気づきが溢れる、細やかな目と優しい手がもたらす、かけがえのない日常です。

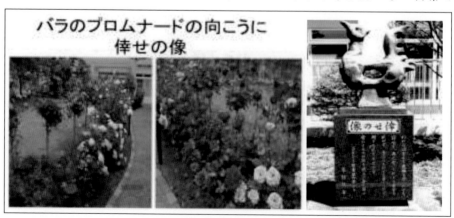

○ブランド　その2

　ライフステージに応じた学び

・〜たんぽぽクラブ（発達支援：学童期）

・欅大学（カレッジ活動：青年期）

・『タイプの詩　ある重症児の記録』の発刊（昭和59年）

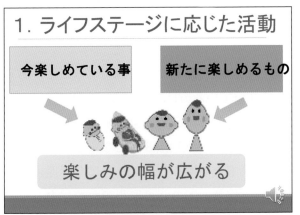

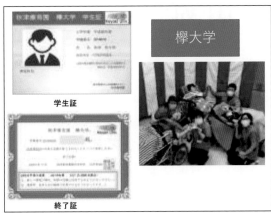

○ブランド　その3

　日中活動は、音・香り・光のハーモニー

・セラピールーム

・サウンド・ヒーリング

・スヌーズレン等々

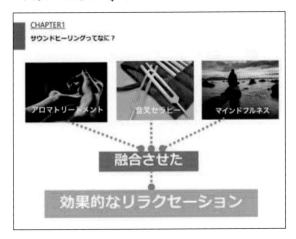

○ブランド　その4

　我が家に家族とともにいるような環境で、穏やかで安心感のある暮らし

・おいしい食事

・洗いたての衣類

・着やすい工夫のある衣服（縫製室）外出支援

秋津療育園が重症心身障害児施設創設に及ぼした影響について

社会福祉法人天童会法人事務局事務局長　栗田　昌宗

1 はじめに

　私は仕事柄、医療、福祉系の関係機関に訪問し、秋津療育園について説明することがありますが、秋津療育園創設者草野熊吉の功績について知っている方は少ないのが実情です。

　公益社団法人日本重症心身障害福祉協会が発行している令和5年度全国重症心身障害児者施設実態調査によると、入所施設は全国で139ヵ所、定床数が14,153人となっており、その中で秋津療育園はまだ法律もなく、重症児という言葉もない昭和33年11月に草野熊吉が世界で初めて重症心身障害児施設（以下、重心施設）を作り、国の認可取得のため尽力したことが昭和42年の児童福祉法改定に大きく影響を与えた施設です。昭和30年代、法的措置執行前に設立した島田療育園、びわこ学園、そして秋津療育園が今に至る重心施設のベースを作ったと言われています。

　島田療育園は、日本赤十字社の医師である小林提樹氏が創設し、昭和36年日本で初めて重心施設として認可を受け、「どんなに障害は重くとも、みんな、その福祉を堅く守ってあげなければと、深く心に誓う」という言葉は有名で、重症児を持つ親の会である「全国重症心身障害児（者）を守る会」設立にも関係が深く、今なお重症児界において影響を与え続けています。びわこ学園は、創設者糸賀一雄氏の「この子らを世の光に」という言葉は、戦後の社会福祉思想のベースとなり、社会福祉学の研究の対象として広く知られています。島田療育園、びわこ学園の2施設は、創設者の自伝、関係する出版物、施設等の歴史がインターネットで数多く検索できますが、秋津療育園については外部に向けた出版物が少ないため、あまり知られていません。そこで、園内にある記録をもとに、秋津療育園が重心施設創設においてどのような影響を与えたかを明らかにしていきます。

2 重心施設創設までの経過

① 背景

　重心施設創設の背景は、戦後、戦争孤児や母子家庭児、困窮する子どもの保護、救済のために昭和23年児童福祉法が設立され、その後、身体障害児は肢体不自由児施設に、知的機能障害児は精神薄弱児施設にそれぞれ入所することができましたが、重度な重複した障害がある場合はどちらの施設にも入所できず受入先がないため、重症児を持つ家庭では、重症児殺し、

親の自殺などの悲劇が後を絶たなかったことによるものです。

　昭和30年代、重症児は症状も医学的に解明されていませんでした。草野熊吉は、昭和初期から社会事業家として東京の下町の貧困地区に生きる人々を支援するセツルメント活動等を行い、敗戦後にできた家庭裁判所の調停員の仕事を引き受けたのがきっかけで、離婚の申し立てをする家庭に重複の障害児が多く、重複障害児（以下重症児）を人目にさらさないよう家に閉じ込める生活していることを知りました。

　草野熊吉は、重症児を持つ親が救われ、重症児施設を作ることで重症児自身が安心した生活が送れることを目的に、昭和33年に秋津療育園を設立しました。園内出版物「草野熊吉 - その足跡・叙述集」には設立にあたり次のように記載してあります。

『草野熊吉 - その足跡・叙述集』から

　開園前に児童福祉法には重症心身障害児保護の規定がないのは分かっていたが、何とか施設として公に認めてもらいたいと思って、最初は障害児の昼夜保育所という名目で申請を出したが認可されなかった。児童福祉法には救済する条項はなくて逆に禁止する条項（第34条）(*1)があった。東京都にも厚生省にも何か方法はないかと、毎日のように出掛けて相談してみた。その結果、児童福祉施設として認めることは出来ないが、診療所または病院としてなら認可されるという助言をうけたので、急いで建物内部を病院開設の申請が出来るように改装して準備を整え、申請を出したのはもう9月も終わりであった。昭和33年11月には病院開設が許可になり医療面では、整育園の多田先生に相談にのっていただいたり、小平にお住まいの岡野喜久子先生にも大変お世話になった。

②　認可に向けて

　草野熊吉があくまでも児童福祉法の中で重心施設を作りたかったのは、医療法上では長期の入院ができないため、昼夜保育園であれば重症児を限定された時間ではなく長期的に預かることが可能となり、親の救済につながると考えたからです。その当時、児童福祉法に重心施設に関する法律がなかったため、認可に向けてまず昭和33年11月に医療法上診療所として開設許可、翌昭和34年7月22日に病床数21床として秋津療育園を開園させました。

　家族主義をモットーに運営を行っていくと園内記録が残っているように、草野熊吉が施設運営で重視したのは、「家庭」です。「家庭」とは、入所する児童は捨て子や親の愛情を知らない児が数多く、親子で生活を共にした経験が少ないです。入所児にとって秋津療育園は一生涯を生活する場となります。入所児にとって職員はいわば家族であり、職員と入所児が近い関係を築き支援を行っていくこと、家庭を理念とした支援のことです。例えば、その伝統が今でも残っているのが食事提供で、家庭の味を提供し続けるため外注を行わず、入所児の好みにあった味付け、食形態に対応できるよう職員を配置しています。

　重心施設が初めて国の認可を受けたのは医療法上病院基準に必要な49床以上がスタートで、

昭和36年の島田療育園、昭和38年のびわこ学園、秋津療育園は昭和39年となっています。秋津療育園は昭和36年時に病床数21床のため重心施設として認可を受けられませんでした。その後、多くの協力者により昭和39年に49床に増床され国の認可を受けました。冒頭、秋津療育園は世界で初めて重心施設を作ったとお伝えしています。重心施設の形態は日本が発祥で、世界にはない施設形態です。医療法上の認可で島田療育園が日本で最初の重心施設となりますが、草野熊吉は、重症児を幸せにしたいという思いで認可前の昭和33年に重心施設を開設しており、世界で初めての施設と言っても過言ではないでしょう。開設後の経緯、苦労が次のように記載されています。

『草野熊吉 - その足跡・叙述集』から

　翌昭和34年の7月には病院の建物が使用許可になり、21人が入院出来る事になった子供もその時点で7人になっていたので、真夏の暑い時期ではあったが開園式をすることにきめて、大槻久子さんをリーダーとする「よこいとグループ」の皆さんが中心になってボランティアの方たちに手伝って頂きながら準備を始めた。全くお金の無い施設の開園式である。あるだけの椅子を並べて「よこいと」のメンバーと、まだ学生だった小島蓉子さんたちがバケツの水でラムネを冷やしながら運んで来て下さった。今思えばあの頃、西武線の秋津駅から療育園までほとんど商店は無かったし、道路も石ころだらけの赤土のほこりが舞い上がる道だったが、あのラムネはどこから運んで来られたものだろうか、あの味は今も忘れることは出来ない。この日の開園のことは、朝日、毎日、読売の各紙が取り上げてくれたし、枝見さんも主催しておられる富士新報の紙面をほとんど秋津療育園の紹介に使って下さった。重障児の存在は社会の問題として認められつつあった。しかし法によって認められるまでには、この先に長い道程があった。

③　社会活動

　秋津療育園開設後、資金は少なく、運営は困難を極めました。あるのは草野熊吉の熱意、奉仕の精神です。重症児を幸せにしたいという草野熊吉の思いが新聞で取りあげられ、重症児が社会問題として広がりを見せていくことになります。その後、医師である小林提樹氏、教育者である糸賀一雄氏、社会事業家である草野熊吉の立場が全く異なる3人が交わり、また、重症児を守る会北浦氏と共に、重心施設創設のために尽力します。草野熊吉の活動が国を動かし、児童福祉法改正につながったのです。

『草野熊吉 - その足跡・叙述集』から

　私は島田療育園の小林先生や、びわこ学園の糸賀先生と連れ立って厚生省や東京都の担当部局に、重症児を児童福祉法の対象にしてもらえるように働きかけを続けていた。北浦さんや有富さんにも陳情に加わってもらった。我々の運動が少しは社会に浸透し始めたのか、昭和36年になって国から島田療育園に研究委託費の名目で400万円が支給されることになった。これまでも3施設の違いとして紹介して来たが、「島田療育園」と滋賀県の「びわこ学園」は秋津療

育園とスタート時期はほぼ同時である。いずれも施設に入れない重複障害児の救済を願って、法の成立を待てずに発足したものである。島田療育園は小林提先生が勤務しておられた日赤産院に、障害が重いために退院できずにいた子供達を引き受けて、島田伊三郎氏の協力で施設を作られたものであったから、乳児院として社会福祉法人の認可を得て開園した。びわこ学園は滋賀県の近江学園という精神薄弱児施設におられた糸賀一男先生が、障害が重複しているために精神薄弱児施設に入れない子供と保護者の苦労を聞かれて、先生の施設に引き受けられたのが始まりと聞いている。びわこ学園は近江学園の重度精神薄弱児施設という名目で福祉法人になる目処が立っていた。この3施設が国の研究委託を受けることになったが、秋津は一般病院と同じ組織であったし収容児数も21人と小規模であったから、研究委託の対象から外れることになった。当時の東京都の母子衛生課長渡辺清網氏が厚生省と相談して、島田療育園の分院という形で委託費を受けられるようにしてはどうかという案が提示された。ちょうど国民皆保険が発足した年で、厚生省の担当部局も児童局から児童家庭局に組織を替えた時期であったと記憶しているが、私としては便宜的に施設の運営のためだけを考えて、委託費を受けるのはお断りしました。日本国憲法に謳われた基本的人権の保障は、重症心身障害児にも健康な子供達にも平等に保障された権利です。自分で声を挙げられない「こども」の権利を護るには、児童福祉法 (＊2) を改正してその生きる権利を保障するしかない。これが私の信念でした。

④ 重症児施設とは

　秋津療育園は昭和33年創設後、児童福祉法として認可を受けるまでの約10年間、国からの措置費がない中、多くの支援者により支えられ運営を行いました。草野熊吉が田舎の土地や資材を売り、運営資金に充てている記録があります。

　児童福祉法を基本とした思いが実り、昭和42年8月に児童福祉法の一部が改正され、「重症心身障害児」という呼称が児童福祉法において定義されました。重心施設は児童福祉施設であるが同時に医療法に規定される病院でもあり、障害の程度が本来の「重症心身障害」よりも軽度であっても入所が可能となるように緩和されました。3施設の特徴を活かし児童福祉法が改正されました。

　3施設の特徴は以下の通りです。

1　島田療育園は、日赤乳児院で治療しても治らず退院できない方を対象として開設。治療しても治らない退院できない方を対象とした病院の延長の施設。
2　びわこ学園は、知的障害者施設で社会復帰や集団生活 (学校・職場) ができない児を救う施設。よって中には、粘土細工、陶器制作、絵画制作、音楽等出来る方も入所している。
3　秋津療育園は、家庭の事情でお世話できない児を主として、家庭の不幸を未然に防ぎ、家庭の延長としての施設。

草野熊吉の思いが国を動かし、児童福祉法の改正、重心施設の基本理念につながりました。重心施設が「医療」「教育」「福祉」の上に成り立っていると言われるのは3施設の特徴が原点です。島田療育園の「医療」、びわこ学園の「教育」、秋津療育園の「福祉＝家庭」(*3) です。秋津療育園が重心施設創設に大きく関わりを持っていることがわかると思います。

3 終わりに

　昭和42年に重心施設が国の認可を受けてから、3施設をモデルに全国に広がっていきました。平成に入り、新たに超・準重症児という定義が提唱されたように、高度な医療的ケアが必要な重症児が増え、個人の尊厳や個別支援の充実などが叫ばれ、施設運営に多様性が求められています。私たち秋津療育園は、複雑化した社会の中で適応できる環境や体制を整え、創設者草野熊吉の想いを大切にし、利用者支援を行っていきたいと思います。

（＊1）児童福祉法第34条
　　　　何人も、次に掲げる行為をしてはならない。
　　　　1 身体に障害又は形態上のある児童を公衆の観覧に供する行為
（＊2）児童福祉法第1条
　　　　全ての児童は、児童の権利に関する条約の精神にのっとり、適切に養育されること、その生活を保障されること、愛され、保護されること、その心身の健やかな成長及び発達並びにその自立が図られることその他の福祉を等しく保障される権利を有する。
（＊3）福祉
　　　　広辞苑より
　　　　幸福。公的扶助やサービスによる生活の安定、充実。

【参考文献】
高谷清（2011）重い障害を生きるということ. 岩波新書.
小沢浩（2011）愛することからはじめよう. 大月書店.
岡田喜篤ほか（2015）新版重症心身障害療育マニュアル. 医歯薬出版.
糸賀一雄（1968）福祉の思想. NHKブックス.
草野熊吉（1997）草野熊吉 ―その足跡・著述集. 社会福祉法人天道会重症心身障害児施設秋津療育園.

秋津療育園の歩み

秋津療育園名誉園長　白井　徳満

1　これまで

（1）秋津療育園における重症心身障害児療育の始まり

　秋津療育園の創始者、草野熊吉先生が重症心身障害児（以下、重症児）の療育を始めたのは、昭和３４年のことでした。ほぼ同じ頃、小林提樹先生を中心とする島田療育園、糸賀一雄先生を中心とするびわこ学園も重心の療育をスタートしました。地域を異にする３つの場所で始まった３つの働きが日本における重症児療育の始まりとされています。

　当時の日本に、重症児の療育というべきものは公的にも、私的にも、ほとんど存在していない状況のようでした。草野熊吉先生が重症児の療育を始めたきっかけは、身近に何人かの重症児のお子さんと、その子を抱えて途方に暮れている親に接して、ほかの選択肢がなく始めることになったと伝えられています。

（2）公的な療育を求めて

　重症児は、言うまでもなく、これからの人生を自分の力だけで生きていくことはできません。ほかの人々以上に生きていくうえで様々な助けを必要としています。その助けは、幼児期、少年少女期、青年期をすぎても続きます。重症児を両親だけで育てることは困難であり、お子さんが成長するにつれて困難の度は増してゆきます。

　重症児の療育に必要なものは多くありますが、欠くべからざるものとして人手と、建物などの設備、それに資金が必要です。

　これら必要なものを個人の力で備えることは通常は全く無理であり、これらを備えることの困難から、秋津療育園は事業の当初から事業継続の危機に直面していました。

　そこで、重症児の療育を続けるにはどうしても公的な援助が必要となりましたので、重症児のお世話をしつつ行政に働きかけます。

　行政への働きかけは、糸賀一雄先生、小林提樹先生からも、また、ご自身のご次男が重症児であった後の重症児を守る会の北浦雅子会長からも、粘り強く、忍耐強く、強い意志をもって続けられ、やがて、次第に周囲の人々と行政を動かす力となっていきました。
重症児療育の最初期の方々のご苦労については、全国重症心身障害児（者）を守る会の『50年のあゆみ』にも詳しく語られています。

　秋津療育園の庭に彫刻・「倖せの像」がありますが、その台座に次の言葉が刻まれています。

> われら四方より艱難を受くれども窮せず。為ん方つくれども希望を失わず。責めらるれども棄てられず。倒さるれども亡びず。常にイエスの死を我らの身に負ふ。
>
> コリント後書第4章より

　熊吉先生は苦しい時に、聖書のこの言葉によって支えられました。

（3）助け手が現れる

　しかし、行政からの法的な支援の仕組みが形成されるのには時間がかかり、早急に実現することは無理なことでした。それらが徐々に実現していくのと並行して、秋津療育園の働きを支えてくれたのは、民間の様々な人々でした。

　人手の面でも、この事業に賛同して働いてくださる人々が現れました。また、はじめご夫妻で始められた事業に、やがて長男の時治さんが強力な助け手として加わりました。けれども、事業を始めた最初の1年、2年、3年は途方に暮れるような困難の連続であったと書かれています。

　建物に関しては、個人の所有の建物を提供してくださる人が現れ、それを使うことになりました。初期のこの建物の写真がありますが、それは木造の平屋建てで、本当にたよりなさそうな建物でした。しかし、それゆえいっそう貴重な建物でした

　秋津療育園開設40年を記念して発行された『われよわくともⅡ』に、初期の秋津療育園の事業に賛同して寄付をくださった人々の名前が記録されているのですが、その昭和43年の項を見てみますと、実に290の個人または団体からの寄付が記録されています。

　寄付は個人の名前が多いのですが、ほかには、肢体不自由児父母の会、手をつなぐ親の会などの障害児の親の会の方、各地の婦人会、大学、短大、高校の生徒さんから、また、銀行、製造業、サービス業など多くの企業とその従業員から、そのほか社会の多くの人々がこの事業に関心を寄せてくださったことが示されています。

　秋津療育園はこうした多くの人々に助けられ、励まされ、支えられて、最初期の困難な時期を乗り越えました。多くの人々が寄付を下さることを通してこの事業に参加してくださいました。

　数千人の寄付者のお名前を記録に残した秋津療育園には、寄付をしてくださった人々に対する大きな感謝の思いがありました。このような民間の暖かい思いがやがて、政治を動かす力になっていったのでした。

（4）入所者は遠くからも

　入所者が少しずつ増えてゆく過程で、東京ばかりでなく、秋田県など、日本の遠い県からの入所者も加わりました。

　これは、秋津療育園のことが新聞などで報じられて、それを知った他県の重症児のお子さ

んを持つ方からの入所依頼が来るようになったからでした。また、重症児を持つご家族がお子さんを秋津療育園に預けた後、故郷に帰ったためと思われました。

　もとより、秋津療育園が受け入れることのできた方は、初期にはごく少数でした。やがて次第に増していったとしても、入所希望者の数ははるかに多かったでしょうから、とても、多くの依頼に応じることはできなかったはずです。けれども、重症児をお世話する施設が誕生したという知らせは、重症児を持つ多くの人々にとって良き知らせになったと思われます。

（5）新生児医療と重症児の医療

　重症児は、出生前後の時期に脳に重い障害を受けて知能と身体の双方に重い障害を受けたお子さんを指しますが、障害をいつ受けたかという時期からさらに、出生前、周産期、出生後の３つの時期に分けられます。

　そのそれぞれの時期に重症児が生まれるのを予防する努力が続けられてきて、努力が実を結んできたのですが、そのすべてを防ぐことはできません。

　周産期に重症児となる出来事がある場合は、周産期医療の進歩によってその発生は確かに減少しつつあります。また、出生後に重症児となる出来事が起こる場合も、新生児医療の進歩によってその数は減ってきています。一方出生前に原因のある場合は、重症児の発生を予防することには大きな困難と限界があります。

　けれども、これらのどの場合を考えてみても、重症児となった理由が私的な責任と考えられるものはありません。母親に全面的に守られた胎内の世界から外の世界に移行することは、本来きわめて大きなリスクを伴う出来事です。そのリスクを乗り越えて無事に生まれることは奇跡的であり素晴らしいことです。そして、出生に伴うリスクは人類全体が生き続ける上でともに負わねばならないリスクであると考えられます。

　そう考えると、重症児の療育は本質的に他の多くの療育に増して公的な性格を持つものであると思われます。そして実際、重症児の療育はそのような精神で進められてきたと理解されます。

　重症児は人類の歴史と共にいつも存在していたと考えられますので、初期の重症児の療育は私的に立ち上げるよりありませんでした。この困難な事業を始めねばならない位置に置かれた先駆者の一人が熊吉先生であり、秋津療育園はその精神で歩んできました。

（6）重症児の療育が社会を支えてきた

　一生のうちでもっとも死亡率の高い時期は言うまでもなく老年期ですが、次に高いのは新生児期です。年を取ると誰もが生きるのに助けを必要としますが、新生児も助けなしには生きることができません。しかし、新生児の場合はやがて、ほどなく、周囲の助けを受けつつ、自力で生きることが可能になり、さらに多くの場合、生きることを通して隣人を助けることが可能になります。

けれども、重症児の場合はやがて自立して生きるようになることを望むことはできません。生涯を通して周囲の人々の助けを受け続けねばなりません。生涯を通して生活の全領域において全面的な助けを受けねば生きてゆけない人々の生きる意味を共有し、理解することが重症児の療育における一つの課題ですが、その問いに対するもっとも確かな答えは、重症児を育てることの中から見出されるのではないでしょうか。

　難産で重症児となった後、秋津療育園に十数年入所していた40代の男性が息を引き取った時、この息子さんを40数年にわたってお世話してきた年老いた母親は、「この子の弟が結婚して、ようやく家にも光が差してきたと考えていた矢先に、兄が亡くなった」と言って重症児の喪失を悲しみ、泣き続けました。

　また、わたくしの尊敬する物理学者である友人は、ワクチンの事故によって、生後1歳の長男が重症児となり、家庭で30年余りお世話し亡くなった時、この子は周りの人々に笑顔をもって慰めを与え続けてくれた、我が家の希望であったと言われ、「この生命は人の光」という書を書かれました。歌人である母親は、息子さんの死を悼んで「青い蝶、この母を置き旅立つか」という歌を詠まれました。

　糸賀一雄先生の「この子らを世の光に」という言葉はよく知られています。「この子らに世の光を」ではなく、「この子らを世の光に」と言われたところに深い愛が示されています。

　もっとも弱い子が守られる社会こそ、もっとも安心して暮らせる平和な社会です。重症児の療育をしっかり支えることができる社会が望ましい社会であり、そこでお世話を受ける重症児の存在は社会を支える力であると考えられます。重症児は生きることを通して、社会を照らし、社会を支えていると思われます。

　秋津療育園において豊かな療育を目指す新しい試みがいくつも始められていますが、これらは、この方面の研究と実践を長年にわたって行ってこられた飯野順子理事長のご指導によるものです。

2　これから

（1）感染症と居室について

　20年ほど前秋津療育園に勤務し始めた時、その5月に4つある病棟のひとつでウイルス感染の流行がありました。その病棟の50名あまりの入所者の80%、勤務者の半数以上が罹患するという大流行となり、亡くなる方も出ました。

　この時、病棟内でいったんウイルス感染が流行すると、制御するのが極めて困難であることを、身をもって経験しました

　秋津療育園は建物の広さに制限があるので基本的に個室ではなく、多くの場合一室に4から8人の方が生活されています。これはウイルス感染の園内流行対策には弱い設備状況でした。

しかも、外部とはある程度隔離されていて、病棟内へのウイルスの侵入はかなり防御されていると思われますが、その反面、入所者のウイルス抗体保有率は低く、その分、いったんウイルスの侵入があると、大流行となりやすいと思われます。

　部屋の広さが十分ではないということは、感染症のほかに、家族の面会、室内における日常的な活動においても様々な困難をもたらしています。

　人手も、設備も、資金も、不足していた中で、できるだけ多くの重症児を入所させねばならなかった秋津療育園の歴史でしたが、将来は、個室ないしは少人数の余裕のある室の確保が望まれます。

（2）病院と重症児施設

　重症児施設への入所は多くの場合、数年から十数年、時にはそれ以上にわたります。それは、年齢が増すにしたがって重症児を自宅で見ることがしだいに困難を増すからであり、退院は亡くなることを意味することが多いのです。

　したがって多くの場合、重症児はいくつもの疾患を持つとはいえ、重症児の施設は病院ではなく、できるだけ家庭に近い環境を保つべきものと考えられます。重症児施設が病院的なものではなく、家庭の延長に近いものを目指すならば、そこでの療育もそのようなものを目指すことになります。

　その一つは、家族との関係です。重症児施設に入所する前の、またその後の重症児を取り巻くご家族との交流はいかなるものであったのか。このような家族の状況をよく知ることによって重症児のケアはある面で深まるものと思われます。

　また、重症児の日常の療育の記録は、身体的な状況を記録する以上に、生きること全体に関わる情報を含んでよいと思われます。

（3）重症児の療育と世界の平和

　秋津療育園は、重症児を療育する働きを通して、小さな存在ながら世界平和の実現に参画していると思われます。

　その事情は以下のようです。戦争は、小さなものの命を軽視するところから始まります。重症児の療育は平和なくして成り立ちません。人々が身近に必ず存在する、もっとも弱く小さなものの命が何よりも貴重なものであることを真に知るに至るならば、そのとき、争いはついに世界から姿を消すでありましょう。

　そのためにも、秋津療育園は、与えられた貴重な仕事を続けていこうとしています。国全体として小さなものの命を守るために必要な資金が、平和を守るのに役立つことのないほかの費用に費やされることのないように祈ります。

　秋津療育園は2代目の理事長である草野時治先生の働きによって、韓国の障害児施設と交流を持ってきた歴史があります。両施設の職員が毎年相互に訪問して、互に学びあってきま

したが、弱きものの命によって橋渡しされた外国との相互交流は、何よりも両国の友好と平和に役立つものです。

（4）ケアするものとケアされるもの

　重症児の施設で働く私の尊敬する友人は、以前、重症児の施設で働くことの目標を聞かれて「重症児が笑ってくれること」と言いましたが、その言葉はいつも私の心の中に反響しています。重症児が笑ってくれることは、本当に小さな、けれども大きな前進です。重症児が笑ってくれることは施設職員の誰にとってもうれしいことですが、重症児の笑いの前に必要なのは、その笑いを導く施設職員の笑いです。職員の顔に笑いのある施設こそ、今後も望まれる施設と思われます。

　重症児に豊かな個性があることを見出し、その個性の発達にいつも関心を寄せてくれる施設職員の仕事は楽な仕事ではありませんが、その楽ではない仕事を忠実に、力を尽くし、心を尽くし、精神を尽くして行ってくれる人々の存在は本当に尊敬に値します。ケアする者の顔に笑いのある重症児の療育が今後も無事に続けられることを願います。

【参考文献】

秋津療育園（1983）秋津療育園25周年記念事業　われよわくとも.
秋津療育園（1997）秋津療育園開設40年のあゆみ　われよわくとも　Ⅱ.
全国重症心身障害児（者）を守る会編（2014）50年のあゆみ. 全国重症心身障害児（者）を守る会.
吉原賢二（2000）この生命は人の光. キリスト教図書出版社.

秋津療育園のこれまで果たしてきた役割・今・これから

社会福祉法人天童会参与　**深沢 清時**

　秋津療育園に語り継がれている「福祉は本音で、療育は心で、人の手で」という言葉があります。

　形式にとらわれ、ものの本質を見ずに行われる福祉は、本当の福祉とは言えない。人が人に向きあう療育は、思いやりや人間らしいぬくもりがなければならない。という秋津療育園のこだわりです。

1 創設者

　創設者草野熊吉には自身も足に不自由があり、差別や偏見を経験していましたが、他人に優しい心根の持ち主でした。敬虔なクリスチャンであり、アメリカ人宣教師のアキスリングの指導を仰ぎながら、昭和初期に社会事業家として東京の下町で救貧活動をしていました。その後の裁判所の調停員時代の出会いが契機となり、重い障害のある人達の福祉事業に取り組むことになります。

　全国重症児（者）を守る会50周年誌の北浦会長との対談で「（母子の自殺未遂事件があり）その病院に見舞いに行きましたら、帰ったというんです。森田判事は、子どもを連れて帰ったらまた元通りになってしまう。何とかならないものかと考え込んでしまう。私は、預かってもいいなという気持ちになっていました」と語っています。

　既にあった障害のある人達の施設への入所は認められず、例え入所しても十分な療育が可能かどうか疑問でした。行き場の無い、重い障害のある人がいる家庭は、追いつめられ、家庭崩壊の一途をたどる不幸な結果を招きました。

　創設者には定期券を購入し、厚生省児童家庭局（当時）へ日参したと言う逸話があります。先行して、重い障害のある人達の福祉に取り組んでいましたが、新たな制度の必要性を認識し、親達など関係者と一緒に現状を訴え、福祉施設の設置など解決策を求める運動を展開しました。

　この運動は多くの人達に理解され支持されました。作家の水上勉は、月刊誌に「拝啓池田総理大臣殿」としてこの問題を取り上げ、マスコミも同調したことから社会的に大きな波紋を広げました。

2 新しい施設

　関係者の待ち望んだ施設は、重症心身障害児施設という「児童福祉施設」として制度化されました。「児童福祉施設」は、本来、児童を対象とする施設ですから、この時、成人となった人達はどうするのかという問題が生じたことは想像することができます。

　もうこれ以上待てない状況下で、関係者は知恵を絞り、「児童福祉施設」を児童も成人も利用できる施設としました。重い障害のある人達の処遇については、暦年齢か発達年齢かなどの議論が行われ、対応の仕方も分からず試行錯誤しながら進められていた時代です。

　重症心身障害児施設は、秋津療育園の開設時のように、目の前にある不幸な事態を解決するため、必要に迫られて手探り状態で取り組んできた民間の活動から生まれた制度であり、公的制度としては後追い制度といわれています。

　それは公的制度が先行した場合と違い、発想に柔軟性があり、前例や規則に縛られることもなく、この人達に必要なのは何かを考え、それを具体的な形にするにはどうすべきかを考えることができました。その結果、障害別、年齢別の障害福祉制度の下で、重症心身障害児施設は児童から成人までが利用できる施設となりました。

　関係者の当時の判断は、問題の本質を捕らえた、自由な発想から生まれたものに他なりません。正に本音であり、その本音を制度的に認めたものです。

　平成の障害福祉施策の見直しで、「児童福祉施設」として制度化された重症心身障害児施設は、制度としては改変されましたが、従来どおり一つの施設として、職員、設備の兼務・共用を可能とする特例を設け、児童と成人を分けることなく一貫した療育体制を維持しています。

3 利用者とのかかわり

　創設者の心根の優しさを知るエピソードがあります。子どもを秋津療育園に入所させた保護者が秋津新聞に次のような文章を寄稿しています。

　「寝間着姿のまま、松葉杖をつき、かさかさとかけるように入ってこられ、その泣いている子供のベッドにそーと添寝しました。すると泣きじゃくっていた子供はすやすやと寝入るのを見た。その時、私は何と心のあたたかい、優しい方なんだろうと感じ、今までの不安が消えていった。」

　秋津療育園は、国の制度に先駆けて事業を実施しました。運営は苦しく職員の給与の支払いにも事欠く状況もありました。しかし、この事業に取り組む創設者達の真摯な姿勢と、熱意は多くの人に支持されました。

　重症心身障害児施設の療育は、医療、日常生活支援と教育を内容とします。施設は医療機

関でもあり、適切な医療を提供していますが、それ以上に秋津療育園は日常生活の支援を重要視しました。

特にこだわったのは日常くり返され、人が生きていくために必要な食事、排泄、入浴のあり方です。それは、この施設の利用者が長期間の入所を要し、生涯をここで暮らす可能性を当初から想定し、一般社会や家庭の生活に近い環境を提供しようとしたものです。

食事は、生存に必要な栄養を摂取できるものを提供することは当然ですが、食べる側の立場を考え、食べやすさや、楽しい食事ができるように配慮しました。また、家庭生活では正月や誕生日にはお祝いをします。施設の食事もそうした行事に特別な食事を提供するようにしました。

排泄については、単に汚物の処理という感覚で行うのではなく、排泄が不快感を持たないようにおむつの取り替え回数を増やすなどに配慮し、排泄物から健康状態を知る家庭の育児経験の視点も参考にしました。

長い間、布おむつにこだわり、紙おむつへの切り替えが遅れたのも、紙おむつが品質等で使い勝手が悪く、利用者が不快感を持つものであってはならないと言う思いからでした。紙おむつ導入には、色々なメーカーのものを取り寄せ比較検討し、使用者にも心地よいものを選ぶ、取り替え回数をどうするなどの検討の結果を得て切り替えに踏み切ったという経緯があります。

清拭、入浴によって身体の清潔さを保つことは健康上も大切なことです。一人ひとり、相手の状態に配慮しながら人の手で丁寧に行われました。

介護浴槽の導入は、人手を省くためのものではなく、より清潔に利用者も快適な気分で利用できることを確認することからはじめました。

これらのこだわりは、あくまでも利用者のことを考え、快適な日常生活を提供することが目的であり、試行錯誤しながらも役職員の叡智を集めて進められました。その根底にあるのは、「福祉は本音で、療育は心で、人の手で」という考えです。

しかし過去の経験にこだわるだけではなく、その時点で最善の療育を考えるということでもあり、より良い方向に転換することにも躊躇しませんでした。

施設という限られた生活環境で、家庭で親、兄弟の愛情につつまれて生活することを心に描き、この人達が幸せな人生を送れるように努力しました。

日常生活の中に、園内で行う運動会、文化祭やクリスマス会など、また園外で行われる散歩やお花見などの外出、遊園地や動物園を訪れる楽しみなど家庭であれば行われる様々なことを取り入れ、施設での生活に変化を持たせ利用者の感性を養うことも心掛けました。

施設での豊かな生活を実現するために、日中活動の充実ということが言われてきました。利用者の人生を豊かにする、生き甲斐のある人生が送れるように配慮する必要があります。

一人ひとり細やかに、その人に適した対応をすることは好ましいのですが、集団生活でもある施設の生活においては限界もあります。一律の対応は、ある利用者には困難を生じさせ

ることもあります。利用者一人ひとりの特性を見出し、その人に適した対応ができるのが最適ですが、最大公約数的なものになる可能性もあり、一部の人には最良の日中活動でも、多くの人には歓迎できない活動もあります。

　日中活動についても固定的な対応ではなく、高齢化、多様化する利用者の態様に応じた日々の見直しが必要な場合もあります。臨機応変に対応する柔軟な考えは必要です。

4　家族とのかかわり

　家族との絆を維持することにも努力しました。創設者は、前出の北浦会長との対談でも「夏に一度帰省してもらいました。それは兄弟の顔を忘れては困るから…、子どもが一番恋しがるのは母親なんですね…」と語っています。

　保護者との関係は、車の両輪のような関係と認識し、共同経営的感覚で施設の運営を考えました。月1回の保護者会は現在も続いています。開設当初から積極的に一時帰宅を推奨し、肉親とのつながりを絶やさないように配慮しました。ご家族の高齢化、家族構成の変化で時代と共に薄らいでいく肉親との絆を維持することは大変であると思慮されますが、そのような人間関係が大切であることには変わりありません。

5　ボランティア

　こだわり続けた布おむつの使用については、おむつたたみのために、多くのボランティアの協力が必要でした。善意で洗濯され、たたまれた布おむつは人の手のぬくもりがあります。それは利用者にも伝わるものと考えました。

　また、ボランティアの方々にはこの事業への理解を深め、障害のある人達も社会の構成員であることを認識してもえるという観点も大切にしました。

　おむつたたみで、多くのボランティアが秋津療育園を訪れていました。施設でのボランティア活動の範囲を広げ、おむつたたみに代わる活動をボランティアに提供し、多くのボランティアが施設を訪れる機会を増やすことは、施設が地域の中で存続するためにも必要です。

　コロナ禍への対応など社会の様々な動きに施設での生活も影響を受けることはやむを得ません。ボランティアの活動は利用者の施設での生活を豊かにする取り組みにもなります。

6　職員

　近年、福祉事業への理解が深まり、障害のある人達の福祉事業にも人材が集まっていますが、一般的には人手不足の状態は続いています。

秋津療育園でも、かつては「秋田おばこ」の方々によって事業が継続できたという時代がありました。今は、インターネットを使った職員募集など募集手段も広がり、あらかじめ事業を理解する機会も多く、採用側も幅広く人材を採用できる時代となりました。

重い障害のある人達への福祉について理解が乏しい昭和40年代、秋田県から20代の若者38名が秋津療育園に勤務しています。当時「秋田おばこ」と言われ話題になりました。職員については、縁があって秋津療育園の一員となったことを大切にするという考えは、「秋田おばこ」時代から続いています。

待遇面の改善だけでなく、職員の福利厚生にも配慮し、国内研修、海外研修にも積極的に参加する機会を設けました。

優秀な人材も、重い障害のある人達の福祉という職場において優秀であることが必要です。そのため、採用後の人材育成は大切です。職員がそれぞれの職務を全うできる環境を積極的に構築し、この事業に対する理解を深め、生涯の職場という認識をもって職務に専念する職員の存在が利用者への真の福祉につながります。

7 まとめ

秋津療育園の歴史を見ると、重い障害のある人達の福祉のあり方を関係者に提言し、自らの施設においては、利用者の幸せを常に願い具体的な実践活動をしてきました。

時代の流れで、ものの考え方がそれぞれ異なる場合でも、療育は、多くの職種の職員のチームワークで実効性が生まれることは変わりありません。個人の意見が異なっても、利用する人達の利益を第一に考えることによって、より良い療育が実践できます。

ICT社会という現在の社会において、様々な機器の導入等で、人々の日常生活が大きく変わったかに見えますが、人間社会の本質的なものは変わりません。

秋津療育園が、利用者本位のものの考え方、本音の福祉、手抜きをしない療育を心掛け、利用者に寄り添った真の福祉事業を展開する限り、これからも多くの関係者に支持されます。

【著者略歴】

昭和11年5月生

平成14年〜16年　社団法人日本重症心身障害児協会　常務理事・事務局長

平成16年〜現在　社会福祉法人天童会　参与

平成17年〜26年　社会福祉法人天童会　評議員

平成26年〜27年　社会福祉法人天童会　理事

秋津療育園のこれまで果たしてきた役割

元秋津療育栄養管理室職員　成尾　千穂子

1 栄養基準量の目安設定

　重症心身障害児者には、栄養基準量の設定がありませんでした。基礎代謝の測定が難しいこと、日常生活の個人差が大きいこと、成長や体構成等色々違いがあり基準を定めることができなかったと思われます。その為、健常者の栄養基準を引用して食事量を設定する必要がありました。

　*当時は栄基準量を満たしていないと監査等で指導されました。健康な方にとって栄養量はお腹がすかない程度にそこそこバランスよく食べたらと、思われる程度ですが、重症児にとっては、多すぎることは、大きな課題点でした。食事に長い時間がかかり、座位の状態で1時間30分以上もむせたりしながら摂食し、疲れ切って途中で眠くなったりすることも良くありました。一日の生活の中で一番の活動量だと感じてしまうほど頑張って食べていました。また、介助する職員も少ない人数で一人一人に安全に食べてもらえるように工夫していました。

　摂食時間が長くかかり、生活活動量の少ない園生は、健常者の基準を満たす多量の食事を食べることが厳しいケースが数多くありました。そこで、実態の状況を把握し、個別対応をしたいと考えることにしました。摂食エネルギーと摂食に要する時間、体重変動等から個別に無理とならない適量を栄養量とする方向に変更しました。また妥当性の説明ができるように、メタバインという機械で呼気を3分間実測して、活動量を調べることを行い、栄養基準量の8段階の設定を作りました。

　*脳波検査の後の覚醒前の呼気を測定する作業は、測定時の状態により大きく数値に差異がでるため、栄養課の担当職員が出向いて検査室に行き測定をしました。これを10年間行い、1人当たり3回位を測定して分析し、基準設定に活用しました。並行して、インピーダンス法による体脂肪測定を病棟職員の協力を得ながら、栄養課担当職員が10年以上年一回以上全園生の測定も行い比較確認に使用しました。

　重症児は、消化吸収も悪く成長も遅いため、栄養量を不足しないことが重要と考えられていましたが、健常者の基準から設定される食事では、量も多く負担になってしまうことが理解されるようになり、8割程度の栄養量が平均的で妥当であることが説明できるようになりました。荷重平均による栄養基準が、個別対応へと変更になった初めてのケースでしたが、その後現在では健常者でも個別の栄養量設定が必要と認識されるようになりました。

（1）味覚調査

　　感情表現の乏しい園生は、味が分かって食べているのだろうか？
病棟職員にも理解を得て協力してもらい、体験検査方法にて流動食を含む全ての園生120名
の味覚調査を実施しました。甘・酸・塩・苦・辛の5味を少量経口で舌に乗せで反応を担当
職員に目測で反応を見る形で行いました。

　　＊使用した検体は、甘い砂糖水、食用酢、飽和状態の塩水、センブリ胃薬感冒薬の煎じ薬、
唐辛子汁を数滴を舌の上に乗せて反応を見る方法でした。この他、氷と60度位のお湯で温冷
感覚についても調べています（詳細は食事研究会の資料として当時の療育資料科に保管され
ています）。

　　結果全体で数名の方だけが無反応でしたが、殆どの方が味覚に反応があり、生得的（生ま
れながらに持って生まれる反応）にはしっかりあることが分かり、職員間で美味しい物を食
べさせてあげたいということがより強く思うようになり、共有できるようになりました。

　　＊普段、全く無反応だった園生の驚いている様子の反応に心が痛む反面、もっとしっかり
通常の食事だけでなく生活の中でも、反応をみるようにしたいと病棟職員よりコメントが多
くありました。

（2）職員の育成（調理員の思いを育てたい）

　　母親が子供の為に美味しい物を作ってあげたい。そんな調理ができる施設であってほしい。
　　＊創設者より、秋津療育園は家の延長で職員が両親の代わりに園生を守る役割をして欲し
い。福祉が充実していない時代からスタートしていた頃の話をしながら、食材の調達の難し
い時期の長い期間に沢山の善意に支えられ、特に食材納入業者との経緯のことは、時代が変
わっても引き継いで覚えていて欲しいし、無駄にせず大切に使う調理をしてほしいと何度も
話を伺いました。毎年元旦に事務職員が勤務する前から熊吉会長は、栄養管理室に、病棟に
行く前に一番に来られて、元旦のあいさつと食事が一番大切だからと言い、今年もよろしく
頼むよと調理師達に声を掛けに出向かれていたことを、懐かしく思い出します。

　　そんな風に思える調理者を育てたい。食材によって調理法を変えないと、パラパラして食
べにくく、咀嚼力が弱い方では、食べ物に咀嚼しながら唾液と混合して飲みこみやすくする
ことができないため、むせ込みやすくなってしまいます。

　　そこで咀嚼力の弱い方に食べやすい調理方法を考えたいと工夫してきました。食材を柔ら
かく長時間加熱したり、圧力鍋を使って柔らかくしたり、現在のように増粘剤はありません
でしたから、水溶き片栗粉でとろみを付けていました。しかし冷めると離水しやすくなるた
め、片栗粉と本葛半々を使って工夫するように変更しました。このように、食べやすい食事
を作るには、メニュー以上に調理方法が大切です。これに対応するためには、園生を理解して、
調理法が大切だと思える職員が育つことがとても重要でした。調理師にとって、出来上がり
の料理を刻んだり、クタクタに柔らかく調理加熱することは、魅力ある職場ではありません

でした。園生を理解してもらうことが一番の近道でした。

　創設当時から、秋津療育園独自の方法でしたが、全ての職員の共有部分を大切にしており、病棟職員や事務職員も栄養課で調理の体験実習を行い、逆に栄養課職員は病棟で園生の食事介助をすることが、新人研修の一環でした。50年以上行っていたので、相互理解が個人の対応策の幅を広げる役割をしていたようです。

　＊プロセプター方式で、新人をマンツーマンで指導する方法で調理師を育てていました。人に教えることを通して、仕事の意味を考え理解できるようになります。病棟職員の栄養課実習でも同じ方式でしたから、なぜの質問に答えながら、こんなふうにはできないの？の疑問も受けて相互に園生の食事の作り方を学び合う機会になっており、相互理解に繋がっていたように思います。

　基本的に手づくりをしていましたので、メニュー作りにも積極的に参加してもらい、調理師中心に新作メニューや、行事食なども工夫をしていきました。その結果、メニューの幅も広がっていき、要望されたメニューはできる限り実施したいと、食べにくいメニューは○○風として工夫をするようになっていきました。

　＊業者さんと材料の状態を相談することも多くありました。パン屋さんは、メロンパンがベタ付いてせっかく美味しい蜜の部分が、顎に張り付いて食べにくいことや、焼きたてのパンは咀嚼の弱い方では口の中で団子状になることを伝えると、メロンパンはフワサックに変わり、焼き時間と食事時間を合わせてくれました。創設者の開設当時の話を伝え続けてきたことが、業者さんとの関係が調理師共々に良い関係になって改善ができたと思います。他にも肉屋さんや米屋さん、八百屋さんなど長くお付き合いのある業者さんとは色々なエピソードがあります。

（3）QOLの向上

　「自分でスプーンですくって、自分のペースで食べたい！」は、園生の自然な欲求です。でも既存の食器では洗浄で汚れを綺麗に落ちやすくするために、お皿の淵は反り返っています。このためスプーンで掬うと、外にこぼれてやすいのです。そこで上手に掬えるように、食器の角度を変えたりしてもむずかしく、食器を作成することになりました。

　反り返りのある食器では掬いにくいため、職員数人で粘土をこねて食器を焼いて作成し、使用していました。

　しかし、瀬戸物で作った食器では割れたりひびが入ったりして困っていましたので、食器納入業者さんに作った食器を見せて、食べやすい食器が作れないものかとお願いしてみました。

　日本で初めて信濃化学工業が「み型食器」を作って市場に出してくれました。

　＊実際に瀬戸物で作っていたことで、食べやすい角度や大きさ、職員の熱い思いをくみとっていただけて嬉しい出来事でした）

今では高齢者の方にも形の工夫した食器が使われていますが、昭和60年頃には訓練皿は無く最初のステップでした。

＊食事研究会という給食委員会とは別の食事に特化して、課題と問題をメンバーで検討したことが色々な工夫へと繋がっていたと思います）

（4）特別な日を作りたい

園生にとっては病院でありながら、生活の場であり、人生の社会生活まで含む空間で生活をしています。一生涯を過ごす空間になりうる方も多い。これを食事面でもなにかできるのではないか。季節感は勿論ですが、外食や旅行の機会が少ないし、できない方も多いので、郷土料理、世界の家庭料理をはじめました。

また、デザートバイキング、昼食バイキングなど、料理教室、お弁当メニューの選択方式等、実施しながら工夫を続け、内容の充実を図りました。そして自分だけの特別なメニューの日として、誕生日のケーキチョイス、還暦等の特別膳を実施していきました。

行事食は一時的ではなく継続していきます。その過程で変化と工夫が追加されていかなければ、期待感も楽しさも美味しさも薄れていってしまい、守り続けていけなくなってしまいます。また各行事など実施にあたっては、調理担当者は通常の数倍の作業力が必要となることが多いため、喜ばれていることが実感できなければ継続は難しい。また病棟職員の理解と協力と共に、一緒に行うという相互の理解もとても重要です。

（5）健康管理の例

・高血圧…平均年齢20歳代なのに、高血圧の方がとても多かったです。減塩（お粥には少量の塩を仕上げに加えていたのですが、これを中止）とカリウムを増やす方法で約10年経過して全体として改善されました。個別の体質的な部分の課題は今後も続けて対応していくと思います。
・便秘対策…腹圧のかかりにくい方が多く、便秘で腹部膨満者が多かった。

対策として、1日の水分摂取と排泄量回数のチェックを行い、個別に水分補給、粒こんにゃく、オリゴ糖等個別可能な対応を行ない、一部は現在も継続中です（硬いものが食べにくいため、食物繊維の量も少なめですが、これは粉末による食物繊維で対応したましが、全体の変化があまりなかったので、現在は一部の効果のある園生のみに対応しています）。
・低体温の改善を…低体温の方が多いことから、東洋医学の薬膳を取り入れ、メニューの食材は正味表を活用して変更をしました。また、季節に合わせて水分も麦茶とほうじ茶の区分をしています。

＊私は薬膳に出会ったことで、食べ物が身体を作っていると学び、治療というより予防を食事で行えることを実践できたことは良かったと思います。現在も調理師の職員が国際薬膳師の資格を生かして、メニューの課題点は工夫してくれています。

2 秋津療育園のこれから

（1）笑顔を作る食事

　高齢化してきた園生は、流動食の方も増え、摂食に時間がより多くかかり、嚥下機能の低下も見られます。家族は、それでも胃ろうという方法を選択してでも、経口摂取を望む方もおられます。摂食は難しい現実の中でも、何か食を楽しむ機会を作って、笑顔の機会を増やすことにつながって欲しい。数年前、流動食の園生の還暦にホールのケーキを準備し、職員と一緒にローソクの火を消してお祝いをした時の嬉しそうな笑顔が印象的でした。食べられなくなっても、美味しかった好きな物を見て楽しむ形もあることを感じた機会でした。

　＊流動食の方でも、生のフレッシュジュースだったら飲むことができるでしょう。園生の横で作って水で薄めたら、チューブにも通すことが可能です。そして、フルーツの香りを楽しめたことでしょう。話はしてみましたが実現できませんでした。工夫や考え方を変えて、多職種間で意見交換できたら発想も広がることでしょう。

3 おわりに

　思い返してみると、秋津療育園のデザートは凄いと今更ながら思い出します。

　通常の分量では、カロリーが高く脂肪分が高く、コストも高いので工夫をして欲しいと言うと、調理師は、何回も分量を変えて、材料を変えて何時間もかかる工程をやり直しながら、一週間以上かけても、自宅でも作ってみたと言いながら、何回も作り直して、改善をしてくれました。数グラムの違いで膨らまなかったり、硬くなったり、レシピ通りに作っても作成者の能力によっては上手く仕上がらない位難しいデザートでさえも…。

　園生に食べさせてあげたい、と調理師達の新作の試食会も凄いメニューが沢山ありました。

　残念ながら、その中のソースだけとか、盛りつけだけとかの物だけの採用も多かったですが、熱い思いだけは、今後にも生かされていくだろうと期待しています。

　よく色々な機会に、栄養管理室は縁の下の力持ち的に褒めていただいたことがありました。でも表舞台に立たず、人目につかないところで人を支えるのでは、やる気にはつながらなかったと思います。人と人が触れ合って感じる思いが人を成長させてくれるのだと改めて思い出しています。

利用者の生活と生きる幅を広げるために

～秋津療育園が果たしてきたこと、そして大切にしてきたこと～

エメット保育園園長　高橋 英子

　私は昭和56（1981）年に、重症心身障害児施設「秋津療育園」に保育士として就職しました。当時、重症心身障害児者（以下、重症児者）の入所は全員「措置入所」でした。

1 当時のようす

（1）昭和50〜60年の頃の園の概況

　園舎は（現在の建物の1世代前）2階建120床で、3つの病棟から構成されていました（療育棟1棟41名・2棟30名・医療棟3棟49名）。

　昭和50年代に入り平均年齢が20歳を超え（昭和57年の平均年齢は24.7歳）、療育棟に生活をしていた利用者の医療的なケアは基本的な健康管理が中心で、一人ひとりに違いはありましたが、体力があり、個々の持てる力を十分に発揮できていた世代が中心でした。児童と成人をどう分けるか、親亡き後の生活などが大きな課題となってきた時代でもありました。

（2）職員構成

　療育部は看護課（看護師・准看護師）、指導課（児童指導員・生活指導員・保育士・療育手）、栄養課（栄養士・調理師・炊事手）の3つの課で構成され、まだ訓練の部署はありませんでした。男性職員は少なく、各棟1から2名の配置であり、療育部全体で10名に満たなかったと記憶しています。私より少し先輩にあたる職員には、主に東北地方や新潟など遠方の高校を卒業してすぐに秋津療育園に就職し、働きながら夜間の学校に通い保育士の資格を取得した方たちが多くいらっしゃいました。その後も人数は減りましたが、夜間勉強をしながら資格を取得した頑張り屋の職員たちはおり、現在も現役で後輩の指導に当たっています。

　＊現在組織の変遷を経て、指導課は「支援課」、栄養課は療育部から離れ「栄養管理室」となっています。

2 入所している利用者の生活と職員として大切にしてきたこと

　以下は、指導課職員として諸先輩たちから引き継がれてきた取り組み・活動を中心にご紹介させていただきます。生活の基本は「食べること（栄養を摂ること）」「眠ること」「排泄を

すること」「清潔を保つこと」であり、看護課と指導課職員が協力してこれらの基本を業務の真ん中に置きつつ、さらに利用者のよりよい生活を追い求め、利用者一人ひとりと向き合い、楽しみやときめき・感動のある毎日となるよう創意工夫を重ねてきました。

（1）普通の日課で過ごす　生活のリズムを作ってきた時代

「夜間はパジャマでベッドに入り、日中は着替えてプレイルームに移動して活動に参加すること」を基本としていた日常は、諸先輩たちが頑張って獲得してきたものであったと学びました。ベッドが中心であった利用者たちの生活にリズムを作っていくための最初の取り組みであったそうです。ベッドからプレイルームへ、そして病棟の外へ、という生活の場を広げていく第1歩です。

（2）食事

①　姿勢の管理

昭和60年代頃は座位の取れる利用者は、高・中・低の高さの違う木の椅子（寄付でいただいた椅子とのことです）に座って食事をしていました。体幹の支えが弱い利用者は、さらしで作った安全帯を椅子に付けて、転落をしないように支えていました（縫製・衣類の管理業務を担当する職員はこの当時からいらっしゃいました）。そして、座位の取れない利用者には、横になったままの姿勢で介助していました。メニューによっては、飲み込むのに難しいものも多くあり（それなりに、利用者さんたちは、慣れて上手に食べられる方も多かったです…）、職員が口の動きに合わせてそれぞれに工夫して介助していましたが、むせてしまったりすることも多く、「安全に美味しく、ご飯を食べてもらいたい」「栄養課職員の皆さんの工夫で美味しそうに盛り付けられている食事をちゃんと見て楽しくご飯を食べてもらいたい」という願いから、少しずつでも「体を起こす」取り組みを始めました。座椅子の利用や抱っこでの食事介助からでした。ひとり1台ずつ、体に合った椅子を作ることにつながった、これも初めの第1歩です。

②　食事研究会

体を起こして食事をすると、手を使ってパンを手に持ったり、柄を太くしたり、一寸形を工夫したスプーンや食器を使ったり、「自分で食べる」練習を行っている利用者もたくさんいました。そこで発足したのが「食事研究会」でした。読売光と愛の事業団の助成を受け、全国の施設の見学、食器の工夫・作成、椅子の作成のほか、栄養課職員との協力で実施した、味覚調査や便秘対策など、研究は多岐にわたりました。陶器で食器を作成する・食事用の椅子の作成など、多くの業者の方のご支援も受けることができました。

③料理教室・食事バイキングの実施

食べることの楽しみを広げたいという職員の希望で栄養課と一緒に始めた活動があります。

●料理教室

少人数で実施する活動です。事前に何度も話し合い、メニュー・利用者が参加できる作業工程などを決めます。メニューは次の食事に支障がないようにデザートが中心で、それでもホットケーキやプリン・パン類など栄養課からたくさんの案を出していただき、参加する利用者の食べる力（咀嚼・嚥下）に合わせて選ぶことができたので、参加できる利用者も多い活動となりました。また。普段はふれることのできない、丸ごとの食材（カボチャや卵・小麦粉など）にも触れさせてもらえる楽しい演出もありました。

●昼食・デザートバイキング

1年に1回、好きなものを選び、好きなだけ食べることができる日をつくりたい、という希望で開始された活動です。棟ごとに20種類近くのメニューを決めて開催します。特に昼食バイキングは、ご家族にもお知らせして、お申し込みをいただければ、一緒に食事ができるという形をとり、大変喜ばれました。

（3）園生の活動の広がり

園生の活動範囲は、利用者と職員の願いからひとつひとつ実現していき、広がっていきました。

① 戸外へ

私が就職した頃、当園の利用者さんが戸外に出る機会は、車に乗って半日のお出かけをする「園外活動」と年に1回の「大遠足」でした。特に遠足は少しずつ参加できる方を増やし、すべての利用者が参加する大遠足になっていました。事務・業務の職員も一緒にすべての部署の職員の協力とご家族の参加と合わせて200名を超える大移動の1日でもありました。

しかしながら、天気の良い日に一寸外に出てみる、という「散歩」は許可が下りるまで時間がかかりました。最初は、歩行可能な利用者の「歩行訓練」という名称で開始しました。少しずつ実績を重ね、全ての利用者さんが「散歩」として出かけられるようになり、近隣の方たちにも入所している皆さんを受け入れていただけるようになったのは、昭和60年前後です。意外なほど最近であったと感じています。

② 行事

大きな行事は、全棟合同で実施してきた歴史が長くありました。前項でご紹介した「遠足」と「運動会」「納涼会」「クリスマス会」です。

全棟の園生が集い、すべての部署の職員が協力して、ご家族にも一緒に楽しんでいただくことに重きを置いていたように思います。その後、「すべてを一緒に」ということよりも「無理なく、全ての利用者が楽しめるように」、という目的に変わっていき、病棟ごとへ、そして利用者個々の興味関心に少しでも近づけられる行事へと変化させてきた経緯があります。

その他、お正月遊びと初詣・節分・バレンタイン（ホワイトデー）・ひな祭り・五月の節句・七夕、最近ではハロウィンなど、毎日繰り返される規則正しい日課の中でも、利用者の皆さ

んが季節の移ろいを感じられ、楽しみにできるような行事は、変わらずに病棟ごとに開催され、現在でも大切に位置づけられて継続しています。

③ 利用者一人ひとりのライフステージに合わせた活動の模索

かつて、私たちは利用者の皆さんに「こんなことを経験させてい上げたい」という願いを一つ一つ叶えていくために、さまざまな話し合いを重ね、実現させてきました。

外食・買い物・スポーツ観戦、そして個別の外出支援などもその例です。

現在、重症児者施設での「児・者一貫の療育」が恒久的に認められました。その中で発達段階にある子どもたち、興味関心をうんと広げることができる青年期、そして壮年期へ…成人と児童を分けるだけではない、ライフステージと一人ひとりの持てる力・好む活動を総合的に評価し、生涯を通してより充実した毎日を送ることが出来るような支援が求められて、形にしてきているところです（その中身は、この本の中にたくさん紹介されています）。

④ 人生の節目のお祝い

●誕生日、七五三、成人式、還暦祝い、古希の祝い、そして喜寿の祝い

令和6年1月、当園の利用者の平均年齢は52歳となりました。利用者の皆さんが年齢を重ねてきたことを喜んでいただけるように、そしてその先の人生も楽しいものとなるように、と心を込めてお祝いします。栄養管理室の皆さんによる、心を込めた「お祝い膳」がふるまわれ、現在経管栄養の方には素敵なメッセージカートが届きます。

●入学式・卒業式

昭和55年4月に、秋津療育園にも訪問学級「こぶし学級」ができました。当初は小・中学部、平成11年からは高等部も加わり「入学」と「卒業」のお祝いが、園の中での大切なお祝いになりました。

3 ご家族との協力「後援会」のこと

当園が創設された次の年には「後援会」が発足しています。秋津療育園と同様、長く歴史ある組織であり、創設当時よりともに協力して利用者の皆さんの生活を守ってきてくださった、と聞いています。いくつか、ご両親から伺ったお話をご紹介します。

・利用者の着るユニフォームのデザインを考えたのはある利用者さんのお母様です。

・日課の中にも、当番制にして可能な方は入浴や食事介助のお手伝いに入ってくださったそうです。

・「遠く東北地方から汽車に乗ってやってくる若い職員さんを上野駅でお迎えし、レストランでカレーライスを御馳走するのが我が家の役目だったのよ」と話してくださったご両親様は、すでに亡き人となりました。

障害者の支援がまだ、「入所」という形しかなかった、時代のお話です。

　利用者とともに、ご家族の高齢化も進みました。措置から契約の時代となり、保護者から成年後見人へ、そして世代交代、第三者後見人への移行、という課題があります。しかしながら、現在も後援会は「園生処遇向上委員会」として、防災・衣類・虐待防止についての分科会に代表の方が参加され合同委員会を開催、会のご賛同・ご協力を得ながら進めています。利用者が生涯安心して生きていくためにも、後援会は大切な組織です。

4　最後に

　かつて、外部講師を園にお招きし「重症児の遊び」というテーマで講演をしていただいたことがあります。先生が最後にわたくしたちに話してくださった言葉が忘れられません。

　「病棟を見学させていただきながら、利用者さんたちの表情の豊かさに大変驚きました。学校も通うことができなかった方たちにどれだけ職員の皆さんが毎日語り掛け、彼らの思いに丁寧に応えてきたのかが、とてもよく分かりました」と、いう内容であったと思います。私は、本当に嬉しく心が震えました。諸先輩たちから受け継いできた秋津療育園の療育の基本を認めていただいたようで、自分たちの手探りの毎日が間違ってはいなかったと思うことができたからです（永く、障害児に対する就学猶予の続いた時代があり当園でも学校に通うことが叶わなかった利用者は多くいます。令和5年4月では44パーセントでした）。

　年齢を重ね、身体の変化は著しく医療度は昭和の頃より格段に上がっています。医療と衛生環境の発達と変化により、より安心できて、安全で苦痛のない介護が求められ、療育に対するとらえ方も大きく変わってきているように思います。ですが、いま、目の前にいる利用者に対して、「その方が一番輝いて見えるときは、どんなときか」「そのために私たちは何ができるか」「目指す姿を明確にし、課題として取り組んでいくこと」それが、支援目標の基本であるという思いは変わらないのではないでしょうか。生きていく中で毎日のほんの一瞬でも「ハッとする」「わくわくする」ような、心が動く体験はあってほしい。現在、玄関ホールには、たくさんの「笑顔の写真」が展示されています。この笑顔を守ってきたのは、病棟で毎日利用者さんと関わってきた職員たちです。誇りをもって、療育職員としてこれからも歩んでいってほしいと願っています。

5　これからの秋津療育園に期待すること

　厳しい歴史の中で、利用者たちの命と生活を守るために、永く地域の中で孤立していた秋津療育園でした。平成4年に通園センターが開所し、入所施設も文化祭の作品募集の声掛けやコンサートの開催、またボランティアの皆さんをお迎えするなどして、少しずつ「開かれ

た施設」として変わっていこうと努力してきた時期がありましたが、その矢先の「コロナ禍」でした。これからは改めて、利用者たちの生きていく世界を広げていくためにも、そして地域の中で受け入れられ、必要とされる施設へとなっていくためにも、必要な感染予防を講じつつ未来の秋津療育園の姿を描き、変わっていくことが求められているのではないかと切に感じています。そんな施設への変貌を信じて、「期待すること」とさせていただきます。

秋津療育園の果たしてきた役割とこれからに期待すること
看護師の立場から

秋津療育園看護科長　小野 裕美

1 秋津療育園のこれまで果たしてきた役割

　1958 年に重症児者を抱える家庭の様々な困難を救うべく入所施設として秋津療育園を開設し、65 年間の間、当園は入所する重症児者の「その人らしい人生」という視点をもとに時代に合わせたサービスを展開してきました。当園の「豊かでその人らしい人生を築けるよう支援する」というビジョンのもと、重症児者の生命と生活を守り、発達を援助しながら多職種連携で入所している重症児者を支えてきました。近年、障害の有無にかかわらず人としての尊厳が大事にされるようになりました。また社会の情勢・体制も大きく変わってきています。障害も個性とし、社会の中でどのように過ごしていくのかを求められる時代になってきました。人生の質、生活の質を充実させることを重要とされるなか、医療的ケアを必要とする重症児者が増え、医療的な支援の質も重要となっています。疾患の治療だけではなく、日々の食事、呼吸などの支援があれば、楽しく日々の活動に参加できる時代になりました。生きるための医療的ケアを受ける重症児者が多くなっていますが、そんな重症児者のそばにいる私たち職員は、一人ひとりの個性に合わせ「その人らしい生活を送る」ためのサポートを求められています。

　私自身、秋津療育園に入職して 18 年が経過しましたが、入職当時より園内の重症児者の様子は大きく変わりました。入職当時は、医療的ケアを受ける重症児者は少数でしたが、活動の大きな制限や行動範囲の制限はありませんでした。皆が大きなプレイルームなどの活動スペースに集合し、様々な活動に参加していました。1 日が終わると自分の居室へ戻るというスケジュールでした。10 〜 15 年前頃からでしょうか、少しずつ機能低下や医療的ケアの介入が目立つようになり、コロナ禍より少し前から一気に増加した印象です。十数年前は医療的ケアが多くなっても、日々の中での優先順位は「生命を守る」ためだけではなく、何をどのように楽しむのかという視点が重要だった気がします。もちろん、今もその視点を大事にケアの提供をしていますが、加齢が進み年を重ねていく重症児者、医療的ケアの介入が多い重症児者に、命を守りながら何を提供するのか、求められるものは、とてつもなく大きく一筋縄にはいかないものがあると感じています。それでも重症児者を支えるために、多職種が情報を共有し、個々の特性に合わせたサポートについて検討しています。重症児者が生涯を過ごす秋津療育園で、医療・生活のサポートだけでなく、人と人との関係づくり、家族に近い存在になれるようなサポートをしてきたと思っています。

（1）重症児者との関係づくり

　入職して18年、多くの重症児者が亡くなり、新しい重症児者を迎えてきました。24時間365日ずっとそばにいて様々な表情を見ていると、家族に近い感情が芽生えてきます。長い間サポートしてきた重症児者を見送ることは、他人である私たち職員もとてもさみしく、また、もっと何かをできたのではないかという思いになり、さみしさや後悔のような感情も持つことがあります。私は管理職のため、ある程度は感情を割り切ってしまいますが、スタッフは重症児者に寄り添い、とても深い悲しみを背負ってしまうこともあります。重症児者のサポートをする職員は、とてもやさしい職員が多いということなのだと思います。利用者と職員という関係ですが、人と人との関わりです。性格や好みの活動、感覚が合う、合わないということももちろんあります。そんなことも含め、関係作りは難しく、また関係を深めるための工夫も楽しいものだなと思っています。重症児者が最期を迎えたときに、精一杯のことはできたと後悔のないサポートを普段からしっかりできるようにしていくことが大切ではないかと思います。毎年、年を重ねる重症児者には何かしらの変化は起きています。できるようになったこと、サポートがあればできること、できなくなってしまったこと、日々のなかで常にアンテナを張り、些細な変化を感じ取り、その人らしい生活・人生にしていけるようなサポートを自然にできる職員でありたいと思っています。

　多くの重症児者を見送り、秋津療育園に新しく迎えた重症児者の背景はいろいろな事情があります。ここ数年は、在宅で過ごしていた重症児者も家族も高齢になり、入所となるケースが多くなりました。レスパイトの利用も同様のケースが多いと感じます。長い間、家族に寄り添ってもらっていた重症児者が、家族の元を離れ、集団生活の中で暮らしていくことは、様々な負担が生じます。それはやむを得ないことでも、家族・本人の意向も汲みながら早く集団生活に慣れる寄り添い方をしていく、思いを汲み取る作業を丁寧に行っていくことを職員全員が意識する必要があります。在宅だからできる、施設だからできないというのはもちろんあります。それでも、どうしたらできるのか、どうしたらできないこととの折り合いをつけ、納得してもらえるのかというところではないでしょうか。私たち職員の関わり方次第で、重症児者の生活の質に変化が生じることを意識し柔軟に対応できることが求められています。

（2）加齢に伴い変化する重症児者への対応

　秋津療育園に入所する重症児者の平均在園年数は32年、平均年齢は52歳ですが、入所している重症児者の年齢分布は10〜70代と幅広く、60歳以上の人数割合が全体の1/3になっています。秋津療育園の重症児者も加齢が進み、様々な変化を迎えています。身体的、機能的な変化は個々により差異はあるものの、私たち職員は加齢の進む重症児者の変化に柔軟に

対応する必要があります。近年では、加齢に伴う疾患の診断と治療、対応が多くなってきました。新型コロナウイルス感染症や、感冒だけでなく、小児に流行の多い RS ウイルス感染症、ヒトメタニュウモウイルス感染症などの呼吸器系の感染をきっかけに医療的ケアが一気に増加しています。大きな変化に対しては、もちろん早急な対応が必要で治療や処置を開始していますが、些細な変化について、いつもと何かが違う、今までと何かが違うという職員の感覚はとても重要です。例えば、食事の嚥下の仕方や姿勢、リズムが変わっているなど、本当に細かい変化を感じることができる職員の感覚を全体で持っておくことが必要です。重症児者の変化に多くみられるのは、特に呼吸に関する変化、食事に関する変化、身体の変形拘縮です。私たち職員も、加齢に伴い体力の衰えなど老いを感じるのと同じように、重症児者も変化するという意識はこれからの秋津療育園に必要な感覚であり、その変化に対応する力が求められています。もちろんずっと変わらず元気にいてほしいのが願いでもありますが、徐々に変化する重症児者の変化を早期にキャッチし、対応していくことが重症児者の穏やかな生活を守ることだと考えています。そのためには、普段の重症児者を十分に知ること、また、年齢的にはまだ若いのにという年齢層への重症児者も、個々の身体の特性や障害の程度次第では、私たちが思いもよらない変化も出てきます。もちろん重症児者自身にもできることは頑張ってもらいながら、多職種で情報交換、意見交換を活発にし、最適なサポートをすることでその先も長く、その人らしく頑張れる環境づくりを目指していきたいと思います。看護師は、職種柄、医療的視点ばかりを重視してしまいますが、短期的な対応なのか、中長期的な対応なのかを見極め、対象の重症児者の人生を考えた判断、評価をこまめに行いながら、サポートの内容を変化させていくことが、施設職員である私たちに求められることではないでしょうか。職員みんなでよく話し合い、何がいいのかを総合的に判断しながら楽しく重症児者のサポートをしていきたいと思います。

秋津療育園の果たしてきた役割とこれからに期待すること

秋津療育園支援科長　安井　文

1 療育活動の歴史

　秋津療育園は昭和33年に開設し、21床からスタートしました。

　徐々に定数を増やし昭和45年に120床、平成4年に135床、途中改築や増築をしながら平成6年に現在の175床になりました。

　私が入職したのはその翌年の平成7年で、新しい体制となり、多くの新規園生を受け入れ始めたばかりの頃でした。そのため新人職員も多く採用になり、同期入職は指導課（現在の支援科）だけでも17名いたほどです。

　また園生は学齢期の方や20代、30代の方がほとんどで、みなさん元気で自発的な運動も多く、どの病棟も今以上に業務におわれていたように思います。教える職員も教わる私達新人職員も必死だったように思います。

　当時は全園生175名と全職員が参加する行事がいくつかありました。大会議室を使用して降誕劇や礼拝にみんなで参加し、クリスマスをお祝いしていました。また、中庭を使用しての運動会やバスを借り公園へ遠足に出かけていました。屋外での行事は、園生の健康状態だけでなく天候に左右されるため、企画から実施までかなりの労力になりました。それでも行事ならではの園生の笑顔をみるために、職員が全力で準備していたことを思い出します。

　全員参加があたりまえと誰もが思っていた行事でしたが、園生の高齢化や重症化が進み、1日通しての175名での活動は体力的に難しくなり、だんだんとなくなっていきました。園外療育では園生の好みに合わせて4～5名のグループで公園に散策に出かけたり、動物園や水族館に生き物を見に行ったり、レストランで外食したりと楽しい時間を過ごしました。

　平成の後半になると、運動会やクリスマス会も病棟ごとに行うようになりました。職員が

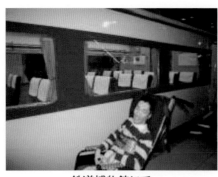

鉄道博物館にて

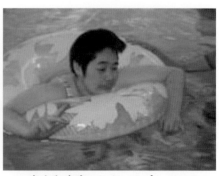

東大和療育センターのプールにて

趣向を凝らし園生の特性にあわせて実施していくようになりました。病棟ごとに行うことで準備段階から園生が一緒に参加することが増え、季節感や行事に対する期待感が増しました。また、当日もゆっくりと時間をとることができるため、より深く園生と関われるようになったと思います。

　令和になり、高齢化が進むとともにコロナ禍になり、さらに集団での活動を制限しなければならなくなりました。

　病棟内ですら一同に集まることができないため各部屋や、グループごとに楽しむにはどのようにすれば良いか？を職員が常に考えアイデアを持ちよるようになりました。

行事やお楽しみ会では各部屋を Zoom でつなげたり、職員が順番に各部屋を回って出し物をしたり、プレイルームでの展示を部屋ごと少人数で見学したりしています。

私の勤務している3棟の園生は個別やグループでの活動を楽しむこともできますが、園生同士の絆が強くみんなで一緒に活動することを望んでもいます。

感染対策をしっかりととりながら活動を続け、今後40名全員が顔をあわせて活動できる日がくることを願っています。

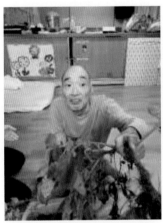

コロナ禍　居室ごとのジャガイ
モ掘り収穫後、栄養管理室で
調理していただきます

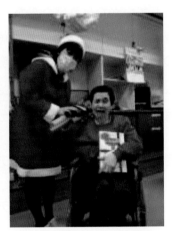

コロナ禍　クリスマス会

2 今後の秋津療育園

　社会福祉法人天童会の運営方針は一房のぶどうです。

「園生の倖せ」の実を豊かに結ぶために、協働・共有・共感しつつ「存在」を支える支援を目指します。

　キーワードは「つながる」・「つなげる」です。

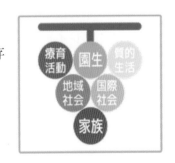

1　一人ひとりの園生の生命と健康を守り、個性を尊重し、自己実現を図ります
2　感染症対策をより一層推進し、安心安全な療育環境を整え日常生活や日中活動の質的充実を図ります
3　療育の専門職として知識・技能を高め、職員の協働により、きめ細やかな療育活動を進めます
4　ご家族とのつながりを大切にし、連携を深め、安心と信頼のある環境づくりを進めます
5　地域社会への包括的支援を担う法人として持てる機能を発揮し、力を尽くします
6　諸外国との国際交流を進め、福祉・療育に関わる人材の育成に貢献します

　開園当初は学歴期の園生がほとんどで園生活では、教育や発達のことを第1に考えた療育活動や機能訓練を行っていました。私が入職した当時も自力での摂食訓練や自力移動、排せつ訓練等に力を入れていました。しかし現在では50歳以上の園生が多く、機能維持や生活の場としての役割が強くなってきています。

　今後さらに一人ひとりに寄り添った活動を提供し、ライフステージに合わせた穏やかな日々が過ごせるよう支援していかなければならないと感じています。

　平成11年に医療法改正に伴い1・4棟が医療棟、2・3棟が療育棟の4棟体制となりました。一人ひとりの園生の特性・身体機能の状況を考えながら病棟編成が行われました。

　　1棟は49床、医療的ケアを必要とする大島分類1・2の方で比較的年齢が若く学齢期の方が在籍
　　2棟は56床、症状が安定していて医療的ケアをあまり必要としない大島分類1・2の方が在籍
　　3棟は40床、症状が安定していて医療的ケアをあまり必要としない大島分類1〜6・8・9・11の方が在籍
　　4棟は30床、医療的ケアを必要とする大島分類1・2の方と症状が安定していて医療的ケアをあまり必要としない大島分類5・6・10・11の方が在籍

　4棟体制になり25年が経過した現在、療育棟である2・3棟に長期在籍している園生には高齢化や病気のため医療的ケアが必要になっている方が多くなってきています。また、もともと平成6年の改築した建物のまま4棟体制になっているため、建物の構造上1部屋のベッド数が多くプレイルームも狭く、感染対策がうまく進められない現状があります。

　法人の運営理念にあるように今後、園生ひとりひとりのライフステージに合わせた支援を実施していくためにも、病棟編成や病床数の再検討が不可欠と考えます。また、感染対策やプライバシーを重視し1部屋ごとのベッド数を少なくするために改築が必要ではないかと思います。また、入所部門を充実することができれば、地域支援に貢献するべく短期入所を積

極的に受け入れることもできるのではないかと思います。

　そして通園センター、相談支援センター、SLP センターなど法人全体で連携を図っていくことが重要と考えます。

　これからも、創設者・初代理事長　草野熊吉先生や二代目理事長の草野時治先生の「福祉は本音で、療育は人の手で」の精神を信念とし、園生と一緒に楽しい日々が過ごせるように努力していきたいと思います。

秋津療育園の果たしてきた役割とこれからに期待すること

秋津療育園支援課長 　渡邊 みほ

1 私たちが大切にしてきたこと

　約30年前、ここ（秋津療育園）は園生さんにとって家と同じ、自分達職員はご家族に変わって生活をお手伝いする存在と、先輩職員からよく指導を受けました。そして職員は、園生さんのお兄さん、お姉さんのような存在なのだとも言われていました。

　ご家族の面会時、帰る間際にその園生さんに向かってお父様が、「また来るからね、お兄さん・お姉さんの言う事をよく聞いてお利口にしているんだよ」と言って頭を撫でてから帰られる姿を今も思い出します。

　もう一つ先輩職員から「ご家族の中には、若い職員が多く働いてくれる事も嬉しいけれど、子供を産んでお母さんとなった人達がこの園にいてくれる事がとても安心できる嬉しいこと」と言われ、出産し母となって復職した私は不安が吹き飛び、この先もこの秋津療育園で働き続けようと勇気をもらえる言葉でもありました。

　その頃の秋津療育園職員は、ご家族と同じような気持ちで園生さんと向かい合っていたように思います。

　現在より勤務者が少ない日々でしたが、園生さんに膝枕で絵本を読んだり、散歩や中庭でおやつを食べたり、お家で過ごしているような時間を過ごしていました。
そんな中、いろいろな取り組み活動も行っていました。

【月行事取り組み】

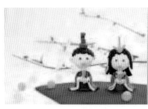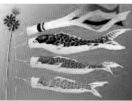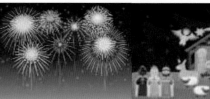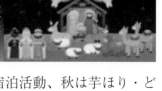

　「季節の行事」として、春はお花見・遠足、夏はプール・花火・宿泊活動、秋は芋ほり・どんぐり拾い、冬はお正月遊び・雪遊び等々、季節行事やその季節にしかできない遊びを楽しみました。

　実際の活動の一つとして、秋に行う「芋ほり」の活動を紹介します。

　まずは、準備から園生さんみんなで行います。みんなで新聞紙を丸めて、お芋の形に整え、サツマイモを作ります。新聞紙で作ったお芋に色を塗り、紐を付けます（紐はお芋のつるに

見立てています）。できあがったお芋を段ボール箱に入れて、芋ほりの準備が完成。芋ほりのスタートです。

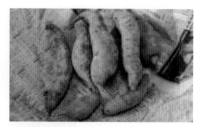

芋ほりの前に、実際にサツマイモに触れ、お芋の硬さ・重さなど感触を楽しみます。紐を引っ張り、段ボールから出てくる持ち上げたお芋の色や大きさをみんなに発表します。感触を楽しんだサツマイモは栄養課（現栄養管理室）にお願いをし、園生さんが食べやすいよう、お芋の甘煮やクリームなどの料理に作ってもらいました。芋ほりより、何より甘ーいお芋を食べている時の園生さんの美味しそうな表情が一番印象に残っています。

そのほか、「わらべ歌を取り入れた活動」や「こぶし学級中等部を卒業した園生さんに向けた高等部活動」等々。園生さんが家族と過ごしていたら、こんな事を楽しんだかな、こんな体験したかな…と、考えながら活動を進めていました。

約30年前の秋津療育園は、園生さんが家族と過ごしているような環境、家族と一緒に体験するような活動を提供したいと、職員が奮闘していました。

2 私たちが大切にしていること

今現在、秋津療育園が園生さんにとって自分たちの家と同じ、心落ち着ける場所であることは以前と変わらないと思います。園生さん一人ひとりにそのように思ってもらえるよう、日々努めています。

「園生さんの家族のような気持ちで」という部分に関しては、入所施設に対する社会の考え方の変化や、学びの変化、多少は変わったのかもしれません。しかし園生さんの大切な命をお預かりしている意識、園生さんと寄り添う気持ちは、以前と何も変わりありません。園生さんが心穏やかに過ごせる環境を常に作りつつ、廊下には季節を感じ取れるような装飾を行い、居室から廊下に出てくるのが楽しいと感じてもらえるような工夫をしています。

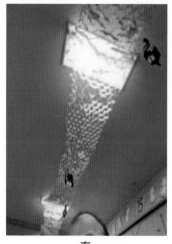
春

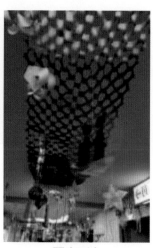
夏（七夕）

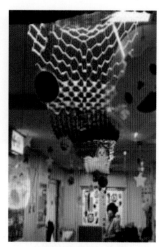
秋（ハロウィン）

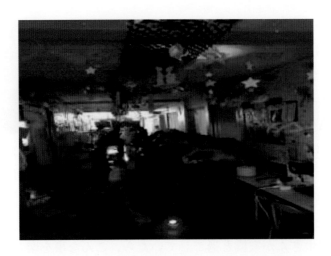

　上の写真はこの廊下を使った、七夕の様子です。七夕の装飾にプラスして、天井に星空を映し出します。天井を見上げてうっとりする表情や、見上げたまま眠ってしまう園生さんもいます。

　保育士会活動（季節の行事）として、園生さんの前で踊ったり、歌ったり、以前と変わらない活動もあります。

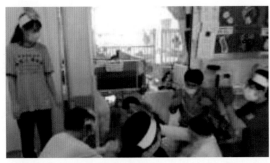
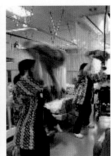
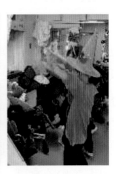

以前にはなかった新しい活動も、増えました。

光や香りを使った空間で、園生さんと職員が共に活動する「スヌーズレン」もその一つです。

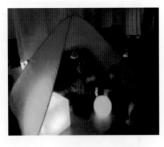
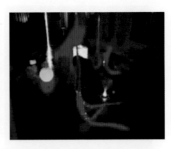
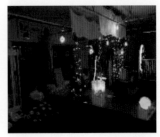

　「プロジェクションマッピング」で、まるで水族館の水槽の中にいるような体験を楽しむ活動も。

　このほか、アロマオイルを使ったマッサージによる「セラピー」や、プロジェクターを使った「映画鑑賞」などがあります。

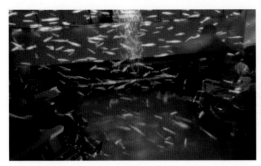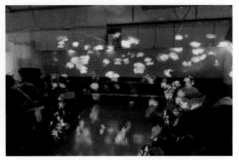

　以前と変わらない活動もあれば、以前では考えもしなかった内容も当たり前のように日々活動として進められています。

　私たちが基本としている園生さんの穏やかな生活の中に、時には素敵な刺激、驚きなどをちりばめた活動を行っています。

　コロナ禍であまり外に出られない状況や、園生さんの高齢化が進み、外に出かけて体験することの難しさといった課題もあります。秋津療育園が、園生さんが穏やかに過ごす家としての環境の中に、外に出て感じる刺激を少しでも味わってもらえるよう、工夫や検討を重ね進めていく必要があると感じています。

高地ちずるさんの詩

　私は、9歳の時にお父さんとお母さんに連れられて、秋津療育園に入りました。最初は、家族のみんなに会いたくなって泣いてばかりいました。でも20代になって、ある職員さんから足でタイプライターをやってみない?と言われて、タイプライターで文字を打つようになりました。その頃から、詩を書けるようになりました。ワープロから、パソコンで私の感じた事と思った事を詩にしました。

　私が若い頃の詩です。どうぞ読んで下さい。

高地 ちずる

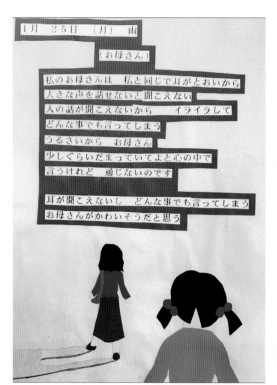

1月　25日　（月）　雨

（お母さん）

私のお母さんは　私と同じで耳がとおいから
大きな声を話せないと聞こえない
人の話が聞こえないから　イライラして
どんな事でも言ってしまう
うるさいから　お母さん
少しぐらいだまっていてよと心の中で
言うけれど　通じないのです

耳が聞こえないし　どんな事でも言ってしまう
お母さんがかわいそうだと思う

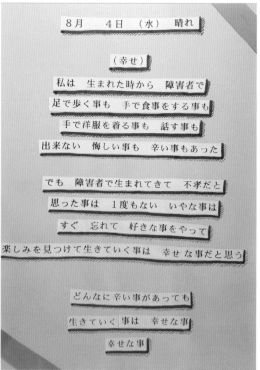

8月　　4日　（水）　晴れ

（幸せ）

私は　生まれた時から　障害者で
足で歩く事も　手で食事をする事も
手で洋服を着る事も　話す事も
出来ない　悔しい事も　辛い事もあった

でも　障害者で生まれてきて　不孝だと
思った事は　1度もない　いやな事は
すぐ　忘れて　好きな事をやって
楽しみを見つけて生きていく事は　幸せな事だと思う

どんなに辛い事があっても
生きていく事は　幸せな事
幸せな事

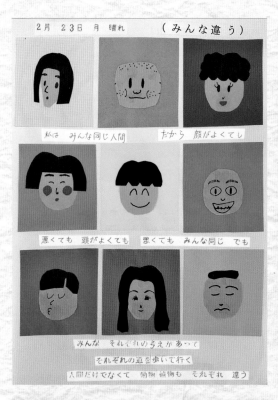

2月 23日 月 晴れ　　（みんな違う）

私は　みんな同じ人間　だから　顔がよくても

悪くても　頭がよくても　悪くても　みんな同じ　でも

みんな　それぞれのちえがあって
それぞれの道を歩いて行く
人間だけでなくて　動物植物も　それぞれ　違う

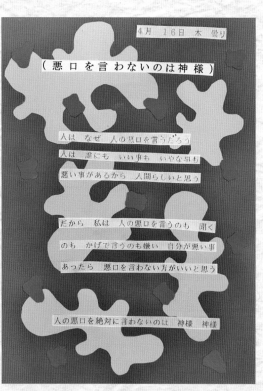

4月 16日 木 曇り

（悪口を言わないのは神様）

人は　なぜ　人の悪口を言うだろう

人は　誰にも　いい事も　いやな事も

悪い事があるから　人間らしいと思う

だから　私は　人の悪口を言うのも　聞く

のも　かげで言うのも嫌い　自分が悪い事

あったら　悪口を言わない方がいいと思う

人の悪口を絶対に言わないのは　神様　神様

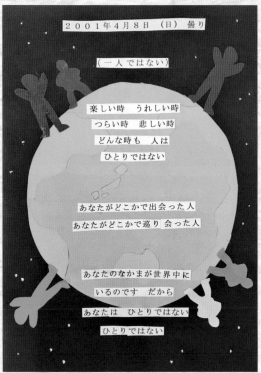

2001年4月8日　（日）曇り

（一人ではない）

楽しい時　うれしい時
つらい時　悲しい時
どんな時も　人は
ひとりではない

あなたがどこかで出会った人
あなたがどこかで巡り会った人

あなたのなかまが世界中に
いるのです　だから
あなたは　ひとりではない
ひとりではない

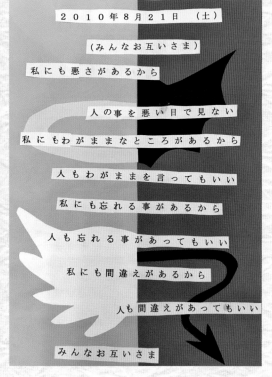

2010年8月21日　（土）

（みんなお互いさま）

私にも悪さがあるから

人の事を悪い目で見ない

私にもわがままなところがあるから

人もわがままを言ってもいい

私にも忘れる事があるから

人も忘れる事があってもいい

私にも間違えがあるから

人も間違えがあってもいい

みんなお互いさま

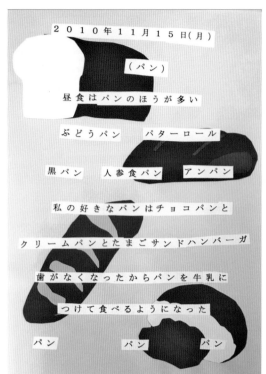

２０１０年１１月１５日(月)

（パン）

昼食はパンのほうが多い

ぶどうパン　　バターロール

黒パン　人参食パン　アンパン

私の好きなパンはチョコパンと

クリームパンとたまごサンドハンバーガ

歯がなくなったからパンを牛乳に

つけて食べるようになった

パン　　　　パン　　　　パン

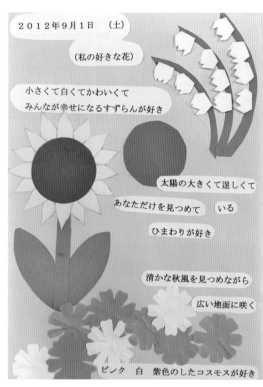

２０１２年９月１日　（土）

（私の好きな花）

小さくて白くてかわいくて
みんなが幸せになるすずらんが好き

太陽の大きくて逞しくて

あなただけを見つめて　いる

ひまわりが好き

清かな秋風を見つめながら

広い地面に咲く

ピンク　白　紫色のしたコスモスが好き

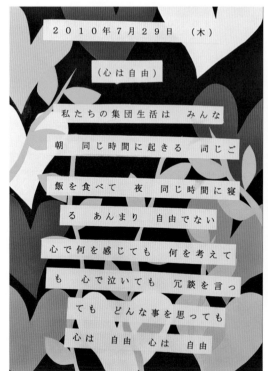

２０１０年７月２９日　（木）

（心は自由）

私たちの集団生活は　みんな

朝　同じ時間に起きる　同じご

飯を食べて　夜　同じ時間に寝

る　あんまり　自由でない

心で何を感じても　何を考えて

も　心で泣いても　冗談を言っ

ても　どんな事を思っても

心は　自由　心は　自由

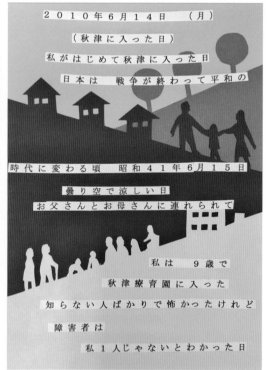

２０１０年６月１４日　（月）

（秋津に入った日）

私がはじめて秋津に入った日

日本は　戦争が終わって平和の

時代に変わる頃　昭和４１年６月１５日

曇り空で涼しい日

お父さんとお母さんに連れられて

私は　９歳で

秋津療育園に入った

知らない人ばかりで怖かったけれど

障害者は

私１人じゃないとわかった日

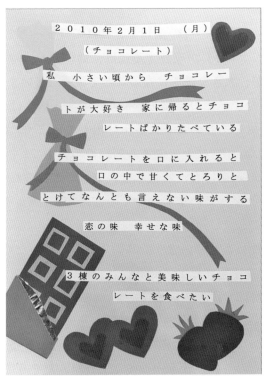

２０１０年２月１日　　（月）

（チョコレート）

私　小さい頃から　チョコレー

トが大好き　家に帰るとチョコ

レートばかりたべている

チョコレートを口に入れると

口の中で甘くてとろりと

とけてなんとも言えない味がする

恋の味　幸せな味

３棟のみんなと美味しいチョコ

レートを食べたい

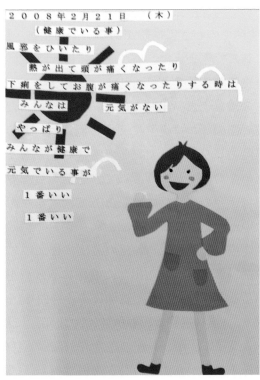

２００８年２月２１日　　（木）

（健康でいる事）

風邪をひいたり

熱が出て頭が痛くなったり

下痢をしてお腹が痛くなったりする時は

みんなは　　元気がない

やっぱり

みんなが健康で

元気でいる事が

１番いい

１番いい

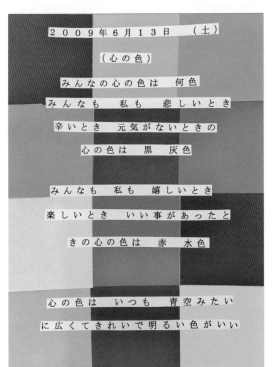

２００９年６月１３日　　（土）

（心の色）

みんなの心の色は　何色

みんなも　私も　悲しいとき

辛いとき　元気がないときの

心の色は　黒　灰色

みんなも　私も　嬉しいとき

楽しいとき　いい事があったと

きの心の色は　赤　水色

心の色は　いつも　青空みたい

に広くてきれいで明るい色がいい

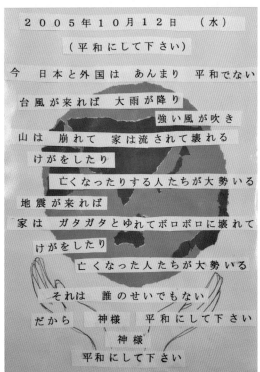

２００５年１０月１２日　　（水）

（平和にして下さい）

今　日本と外国は　あんまり　平和でない

台風が来れば　大雨が降り

強い風が吹き

山は　崩れて　家は流されて壊れる

けがをしたり

亡くなったりする人たちが大勢いる

地震が来れば

家は　ガタガタとゆれてボロボロに壊れて

けがをしたり

亡くなった人たちが大勢いる

それは　誰のせいでもない

だから　神様　平和にして下さい

神様

平和にして下さい

あとがき

　「すべてのわざには時がある（旧約聖書・伝道の書）」、この聖句を、私はモットーとして、心に刻んできました。事が成るには「時」があり、「時」が成熟するには、刻一刻の「時」の積み重ねが必要です。歴史は、一滴の時の流れが、大きな潮流になることを証明しています。

　この言葉を思い出したのは、お書きいただいたすべての原稿を読んだ後です。例えば、秋津療育園の「コロナ」に関する記述は、その経緯をありのままにさらけ出しています。改めて当時のピリピリした緊張感を思いおこしました。「コロナ」による制約の多い中で、「歩みを止めない！」という認識で、生活の質を守った記述にも、着目したいことです。これらの記録は、今の「時」の証しとして、貴重な記録となっています。多くの方に共有していただいたいと、心から願っています。

　秋津療育園でも、高齢化の波は、ヒタヒタと押し寄せています。高齢化への対応のために、日中活動として、映し出した映像に528ヘルツの音楽（ピアノ演奏など）に、職員の朗読を重ねるなど、香り、音・映像による空間を創る時間を設けています。『ミュージック・サナトロジー』（里村生英著、春秋社、2021年）に基づく音楽活動です。これは、音楽の介入を通して本人及び家族が、存在の在り方・存在の意味・つながり・人生の旅路の振り返りのようなテーマの探求に向かう意識の動きを引き出し、探求そのものをサポートする取り組みだそうです。ACP（アドバンス・ケア・プランニング）を越えた活動として、今後、さらに深めていきたいと担当者は言っています。

　最後になりますが、本書の発刊のために、多くの方に、ご協力いただきました。感謝申し上げます。

秋津療育園前理事長　**飯野 順子**

編著者・執筆者一覧

【編著者・執筆者】

飯野　順子　　（秋津療育園　前理事長）

布施谷　咲子　（秋津療育園　療育部長）

【執筆者】

大石　勉　　　（秋津療育園　理事長）

嶺　也守寛　　（東洋大学福祉社会デザイン学部人間環境デザイン学科　教授）

下川　和洋　　（NPO 法人地域ケアさぽーと研究所　理事）

田中　美成　　（東京都立府中けやきの森学園小学部　指導教諭）

大江　啓賢　　（東洋大学文学部教育学科　准教授）

清水　浩美　　（秋津療育園）

山川　真奈美　（東京都立村山特別支援学校　教諭）

石丸　康子　　（秋津療育園　療育サービス課　課長）

中島　美樹　　（秋津療育園　栄養管理室　調理主任）

菊池　晋　　　（秋津療育園　元看護師）

齋藤　孝司　　（秋津療育園　療育部次長）

川崎　稔　　　（秋津療育園　療育部次長）

角本　京子　　（秋津療育園　看護師）

田添　敦孝　　（児童発達支援センター「マイム」センター長）

志水　博子　　（児童発達支援センター「マイム」　元利用者保護者）

伊丹　真紀　　（東京都立光明学園　主幹教諭）

栗田　昌宗　　（社会福祉法人天童会法人事務局　事務局長）

白井　徳満　　（秋津療育園　名誉園長）

深澤　清時　　（社会福祉法人天童会　参与）

成尾　千穂子　（元秋津療育園　栄養管理室職員）

高橋　英子　　（エメット保育園　園長）

小野　裕美　　（秋津療育園　看護科長）

安井　文　　　（秋津療育園　支援科長）

渡邊　みほ　　（秋津療育園　支援科長）

高地　ちずる　（秋津療育園　入所者）

（掲載順／所属・職名は執筆当時）

その人らしく、輝く、人生の履歴を、創る

重症心身障害児者の
新たな療育活動を求めて　その2

2024 年 7 月 17 日　初版第 1 刷発行

■編　著　　飯野 順子・布施谷 咲子
■発行人　　加藤 勝博
■発行所　　株式会社 ジアース教育新社
〒 101-0054　東京都千代田区神田錦町 1-23　宗保第 2 ビル
　　　　　　TEL：03-5282-7183　FAX：03-5282-7892
　　　　　　E-mail：info@kyoikushinsha.co.jp
　　　　　　URL：https://www.kyoikushinsha.co.jp/

■デザイン・DTP　　土屋図形 株式会社
■印刷・製本　　シナノ印刷 株式会社

Printed in Japan